I0414811

Diana Jean Donald Liebisch.

YO PUDE, TÚ PUEDES

Creer vs Querer hace la diferencia.

Si yo pude poner a "hibernar" mi Esclerosis Múltiple, tú puedes poner a "hibernar" cualquier enfermedad que tengas.

Incluye varios testimonios de sanación.

DIANA JEAN DONALD LIEBISCH

DEDICATORIA

Dedico este libro a la salud, al universo y las mara- villas que la naturaleza nos brinda a diario, con las que podemos lograr sanar de cualquier enfermedad aunque a veces desconozcamos o no seamos capaces de apreciar y utilizar como se debe.

A tantas personas luchadoras y valientes que no se doblegan ante una enfermedad y que tras su diagnóstico encuentran la fortaleza y el camino para seguir adelante de forma más saludable.

Lo dedico también a mis tres hombrecitos (Sergio, Juan Pablo y Daniel), por su ayuda infinita día a día para conmigo, como agradecimiento por su espíritu, su alegría, su risa y su solidaridad sin límites.

A mi hija Laura porque soy muy feliz de tenerla a mi lado, para que siempre recuerde este libro como un pedacito de mí.

A quienes me rodean a diario, por ser parte de la "luz infinita" que me acompaña en mi aprendizaje por esta vida.

"Muchos fracasos ocurren en personas que no se die- ron cuenta lo cerca del éxito que estuvieron".

Thomas Alva Edison

"Si quieres tener éxito debes duplicar tu porcentaje de fraca- sos".

Tom Watson presidente de IBM

· **PROLOGO**

Hace algunos años que espero este libro, ¡Estoy tan agradecida que ahora sea una realidad!

Entiendan, lo que van a leer a continuación es fruto de la investigación "aplicada" de Diana, la exploradora más valiente que conozco. El viaje comienza en un momento de mucha incertidumbre y desesperanza. Nuestra autora había pasado de caminar con bastón, a las muletas y finalmente a la silla de ruedas producto de la Esclerosis Múltiple. Se le caían las lágrimas con frecuencia… todo se veía cuesta arriba.

La tentación de identificarse con la enfermedad era enorme. Es fácil confundir "tengo Esclerosis Múltiple" por "soy esclerosis múltiple" o "no puedo mover par- tes de mi cuerpo", por "no me puedo mover".

Diana eligió enfocarse en lo que si podía ha- cer y los que la rodeamos presenciamos una trans- formación maravillosa. Haciendo honor a "No somos seres humanos buscando una experiencia espiritual, sino Seres Espirituales teniendo una expe- riencia Humana" (Yogi Bhajan), abrió los brazos, la mente y el corazón para investigar su cuerpo, su mente, su corazón, su Ser. A la vez, con humildad se hizo acompañar de muchos hombres y mujeres que a través de sus escritos, han compartido su saber en relación a la sanación y la vida.

El resultado es este libro, rico en aprendizaje, conocimientos y sabiduría, condimentado con anéc- dotas y humor. El recorrido es amplio, abarcando desde la alimentación como herramienta de sanación hasta la importancia de valorar el propio trabajo y comprender el aporte que cada uno de nosotros hace a la vida. Lo que lo hace especial, es que tras cada consejo hay experiencia y una creencia profunda. Ese estado que trasciende la dualidad constante de la mente y que nos alinea con tal intensidad, que no le queda más remedio al Universo que seguirnos. Es en ese estado que somos co-creadores con Dios.

Todos queremos ser felices. Todos tenemos ese derecho y posibilidad. No obstante, la vida tiene cier- tas leyes para avanzar en esa dirección. Si usamos el mapa correcto, podemos llegar. Nuestra cultura occidental se ha extraviado en este sentido. Mensajes insistentes de que "tener" y "parecer", son más im- portantes que "Ser", nos tienen verdaderamente con- fundidos e insatisfechos.

La invitación es a tomar los principios aquí compartidos y

probarlos. Puede que requieras dis- ciplina, pero si recordamos que "disciplina" viene de "discípulo" de algo superior, y que hacemos elec- ciones por amor a nosotros mismos, las prácticas que se proponen pueden tornarse dulce. ¿Y los re- sultados? …. ¡Solo observa como se despliega tu po- tencial de vitalidad, creatividad y amor!

Diana es una muestra sonriente de ello. Más allá de las circunstancias limitantes, su presencia ilumina los espacios y sus elecciones han movido montañas.

Si ella puede, nosotros también.

Jai Gopal Kaur

Psicóloga e Instructora de Kundalini Yoga.

· INTRODUCCION

Muchos de los amigos que me conocen se pre- guntaron seguramente por qué seguía empeñada en que se podía "revertir" mi enfermedad, segura- mente pensaron que me hacía falta un tornillo para seguir insistiendo en ello, si lo había intentado todo, desde caer en manos de un veterinario "experto" en esclerosis múltiple, hasta casi sucumbir en las redes de la medicina tradicional con sus químicos y efectos devastadores, la fitoterápia, el biomagnetismo, el reiki, el yoga, meditación, las dietas, las vitaminas y cuanto brebaje me habían dicho que podría fun- cionar.

La verdad, les confieso que tal como Thomas Edison lo dijo, siempre supe que estaba a pasos de encontrar la respuesta indicada y por eso seguí intentándolo pues entre más intentara y creyera que iba a lograrlo, más factible sería de hacerlo.

En el año 1992 por fin logre ponerle nombre a tantas sensaciones extrañas que había experimentado con mi salud en los últimos años, acababa de nacer mi segundo hijo y tenía apenas 30 años. Llevaba muchos años peregrinando de médico en médico, pues se me dormían las piernas, los pies y las manos, tenía visión borrosa, dificultad al tragar los alimentos, estaba

siempre sin fuerzas, con sensaciones de inestabilidad y otros, pensaba que era el estrés, hipoglicemia y mi incansable imaginación los que me estaban haciendo pasar por tanta cosa extraña.

Un buen día quede ciega por unos instantes y luego mi

visión permaneció borrosa, mi cuerpo com- pletamente "dormido" del lado derecho, sin poder mover bien las piernas para caminar, manos, dedos y tronco completamente adormecidos.

En ese momento me dijeron que tenía Esclerosis Múltiple. Mi primera reacción fue de terror, mi vi- da se paralizó por el miedo, la incertidumbre, la desinformación y la tristeza.

La verdad es que no tenía ni la menor idea a lo que me estaba enfrentando, con el correr de estos ventiún años he ido aprendiendo a lo que tenía que enfrentarme. Solo entendí en ese minuto que no me moriría de ello, pero que seguramente tampoco encontraría cura alguna mientras viviera y tendría que aprender a convivir y hacer un pacto de no agre- sión con la enfermedad.

Fueron años muy duros, y si he de ser sincera, en los que vi mi vida como cubierta de una "gran nube negra".

Poco a poco, fui cambiando mi actitud, pero fue hasta hace bien poco después de muchos años que comencé a darme cuenta de la verdadera importancia de un cambio de actitud y que no solamente hacía falta "querer" sanar, sino que era aun más importante "creer" que iba a lograrlo.

En el año 2008 tuve una recaída muy fuerte de mi enfermedad, primero comencé a perder estabilidad y luego se me dificultaba cada vez un poco más

caminar o hacer las tareas diarias en mi casa, esas facultades que creemos que nunca vamos a perder. Por primera vez en toda mi vida me convencieron que tenía que usar inmunosupresores, un poco reacia a ello acepté pues me encontraba en otro país (Chile) sola, me sentía cada vez peor y lo más importante mi neurólogo me decía que de no hacerlo, lo más probable sería que mi enfermedad avanzara rápidamente; como me aterraba quedar postrada en una cama, pues era evidente que mi esclerosis había cambiado a secundaria y progresiva, acepté.

Primero comencé a usar Interferon y luego

Copaxone y en el lapso de año y medio cada día mis capacidades para hacer cualquier tarea, disminuyeron cada vez más, tuve que resignarme a pedir ayuda para poder bañarme, para vestirme, para cortar la co- mida pues mis manos cada día perdían más fuerza, tomaba líquido usando una bombilla o pitillo como le decimos en Colombia, pues no tenía fuerzas para levantar el vaso.

¿Caminar? Esa palabra poco a poco se alejaba de mi diccionario, era más bien la palabra reptar o zigzaguear la que comenzaba a aflorar día a día.

En el 2011 logré publicar el libro "Batallando un imposible", donde relato cómo logré "frenar" el deterioro constante de mi enfermedad al enfrentarla con un cambio de actitud positiva hacia mi vida y ser consciente que el cambio lo podía generar yo misma. Meses más tarde partí escribiendo este segundo libro, buscando la clave para "revertir" los daños que había ocasionado en mí, la Esclerosis Múltiple, investigando sobre un cambio radical en mi dieta, los nutrientes adecuados, como eliminar las toxinas que invaden

nuestro cuerpo, la importancia de mantener un ph alcalino en el proceso de sanación y al mismo tiempo cómo reeducar mi mente, cómo perdonar mi pasado, cómo disfrutar del silencio, de la quietud interior a la que fui "forzada" al no poder moverme, cómo darme tiempo para entender y descifrar lo que mi propio cuerpo me estaba diciendo.

Estudié, leí y busqué respuestas por más de dos años, investigué sobre la medicina China, la relación entre la dieta y la mente, las teorías sobre alimentación sana, hasta que por fin encontré las respuestas que estaba buscando.

Podría decir que la Esclerosis Múltiple y yo he- mos firmado un pacto de no agresión desde hace ya casi tres años.

"Yo" cumplo mi parte al cuidarme y comer sana- mente para nutrir de la mejor forma mi cuerpo y al confiar y "creer" en mi poder sanador.

A "ella" no le quedó más remedio que mantenerse a raya, o

sea está "hibernando" y no volvió a molestar nunca más.

Me gusta pensar que la EM, de manera muy positiva, le ha dado sentido a mi vida y le ha dado razón a mi existencia, pues sin ella quizás, no hubiera hecho todos estos cambios y tampoco me hubiera esforzado por ayudar a otras personas con mi misma enfermedad y con otras tantas, lo hago de manera muy humilde pues no soy ni médico, ni nutricionista, simplemente lo hago aportando lo aprendido con mi propia experiencia.

Años atrás no me preocupaba mucho por dar un poco de mi al servicio de otros, que al igual que yo estaban pasando por los mismos momentos difíciles

que yo pasé, lo hago ahora con gusto, pues hubiera sido maravilloso haber encontrado a alguien cuando comencé a vivir mi diagnóstico, alguien que me hubiera podido guiar dándome su mano y expe- riencia.

"Los alimentos deberían ser nuestra medicina y nuestra medicina debería ser nuestro alimento".

Hipócrates.

"Ninguna terapia o droga conocida por la ciencia médica moderna puede reconstruir los tejidos que una enfermedad o trauma han averiado. Únicamente los alimentos pueden lograr esta hazaña por sí solos. Esta es la razón por la que la nutrición es un arma indispensable para luchar contra las enfermedades".

Bernard Jensen.

"Si comemos equivocadamente, ningún médico podrá curarnos, si comemos apropiadamente, no necesitaremos un médico".

Victor G Rocine.

"Lo mismo que Hipócrates, Rocine consideraba que la mejor medicina para el hombre son los ali-mentos, el ejercicio, el descanso, los rayos del sol y una actitud positiva".

Bernard Jensen.

No entiendo cómo quienes se supone son "exper-tos" en Esclerosis Múltiple, solamente se limitan a recetar medicamentos para suprimir y modificar

nuestro sistema inmune, mientras que lo que debe-rían buscar es cómo reforzarlo y estabilizarlo.

Hoy en día cuando diagnostican de E M, cuyas causas des-conocemos aún y para lo que se supone no existe cura, lo único que recetan son químicos con efectos secundarios demoledo-res y costos terri- blemente altos.

Muy pocos se han tomado el tiempo para inves- tigar y descubrir lo que hasta un niño pequeño con los ojos cerra-dos puede darse cuenta: ésta es una enfermedad, como muchas otras, que puede contro- larse con un cambio radical en la dieta, un PH alcalino, un plan para evacuar correctamente las toxinas que envenenan nuestro cuerpo y un protocolo de vida acorde para lograr nuestro objetivo: sanar, incluso de enferme-dades cuya prognosis es terrorífica y devastadora como la mía.

Hace dos años era consciente que me faltaba aún recorrer mucho camino y que la clave estaría básicamente en mi alimentación, en saber utilizar las bondades que nos brinda la naturaleza y el enorme poder sanador que tenemos frente a nosotros.

Pero también en la importancia de no dejar cabos sueltos con nuestro pasado, en usar de manera asertiva nuestro poder intuitivo y curativo y por último un con- trol óptimo del stress, pues para vivir el "hoy" tenemos que estar en armonía con el mundo que nos rodea.

La interrelación entre nuestra conciencia espiri- tual y nuestros alimentos es clave en nuestra sanación para encon-trar nuestros excesos y deficiencias. La sanación con concien-cia implica una actitud positiva, cambios en nuestro estilo de vida, ejercicio, actividad y técnicas de relajación.

Lo primero a lo que me dediqué fue a investigar si los alimentos que tomaba a diario me estaban aportando lo apro-piado, aún no tenía claro qué cam- bio hacer para lograr que estos me suministraran el máximo de nutrientes, sales y enzimas necesarias pa- ra mi recuperación.

Pero al mismo tiempo, sabía que había algo de igual importancia que era lograr eliminar las tan controvertidas "toxinas" que estaba segura permane- cían "alojadas" aún en mi organismo, como huéspedes indeseables. O sea ésta es una ecuación en donde es igual de importante cuidar lo que ingresamos a nuestro organismo y lo que debemos dejar salir.

El balance ácido-alcalino de nuestro cuerpo (se refiere a las células y fluidos medidos por el PH) podría ser la respuesta que estaba buscando.

Cuando nuestras células están en paz con su en- torno, reciben nutrientes y se liberan de radicales con facilidad.

Comencé a buscar la sanación, pero esta vez no la sanación interna (psicológica) la cual fui muy afortunada de obtener gracias al yoga y la meditación con la cual acepté mi enfermedad, sino ahora la unión de ésta con la sanación física por medio de un programa adecuado de alimentación, un manejo apropiado de mi cuerpo y mi mente, para lograr el resultado que tanto anhelaba: "lograr regenerar mis propias células y mielina" y revertir los daños causados por mi enfermedad.

Como decía Bruce Lipton, resuelta a confiar en el poder de convicción que tenía me puse esta nueva meta y emprendí este nuevo y largo camino, segura de que al final encontraría las respuestas que tanto buscaba.

Ponernos metas en este sentido es super impor- tante, por un lado concentramos nuestras energías para cumplirlas y por otro lado, nos estamos dando a nosotros mismos un estímulo positivo: es decir, es tan obvio que vamos a sanar y encontrar la solución a nuestros problemas que por eso podemos ponerle fecha para que esto ocurra.

También me propuse, publicar éste, mi segundo libro, mostrando los resultados en la recuperación de un organismo enfermo (el mío), e incluir el testimonio de otras personas con EM que han logrado remisión total en sus síntomas y algunos casos conocidos de amigos con cáncer que han revertido sus prognosis totalmente, para entender la importancia en el cam- bio de la dieta, cuales son los pasos a seguir para conseguir la remisión de una enfermedad y los pasos para conseguir revertir los síntomas que han quedado como consecuencia de éstas, un nuevo "es- tilo de vida".

Es una herramienta "poderosa" que todos tenemos frente a nuestras manos para lograr sanar de cualquier enfermedad si nos proponemos a ello.

Pedí a Dios y al infinito que me dieran la clari- dad mental para analizar mi cuerpo, tal como si fuera un auto entrando al taller o una máquina que necesitaba una reparación, para lograr ver qué estaba ocurriendo en cada una de sus partes y buscar soluciones adecuadas, pues solo de esta manera iba a lograr "repararlas", pedí sabiduría para ser un buen "mecánico" de mi propio cuerpo.

Así llegué a cada uno de los capítulos que relato en este libro y que hicieron posible poner a hibernar a mi esclerosis múltiple y el camino a mi sanación.

O sea en este libro entrego un conjunto de reglas o recomendaciones que permiten al organismo estar sano, libre de enfer-medades, basándose en la premisa que la causa o el origen de toda enfermedad no es por motivos hereditarios o de contagio, sino como consecuencia de los alimentos, nuestra mente y el medio ambiente que nos rodea.

"Cuando cambia el modo en que miramos las cosas las cosas que vemos cambian".

El poder de la intención de Wayne Dyer

· LA GENÉTICA

En la investigación genética, a los genes se les ha entregado una gran esperanza para nuestra salud y felicidad, pero al mismo tiempo cuando algo sale mal acostumbramos también culparlos de todo lo que nos ocurre.

Acostumbramos oír:

"Es que me dio cáncer pues genéticamente tengo la predisposición".

"Sufrí de un ataque cardíaco pues mi padre tam- bién sufría de ello".

Sin embargo si analizamos bien, solo un 10 - 20 % de los cánceres son causados por mutaciones genéticas, mientras que el 80% está relacionado con factores creados por nosotros mismos como alcoholismo, ta- baco, excesos, deficiencias y en general malos hábitos alimenticios.

Las mutaciones hereditarias son heredadas de nuestros padres, y por lo tanto, existen prácticamente en todas las células de nuestro cuerpo, se transmiten de generación en generación y se cree que son la causa de solo un pequeño porcentaje de casos de cáncer. En general, el cáncer no se considera una

enfermedad hereditaria debido a que el 80% de los casos de cáncer ocurren en personas sin antecedentes familiares considerables.

Por el contrario, las mutaciones adquiridas ocu- rren cuando el ADN en una célula cambia durante la vida de una persona. Esto puede ser causado por la exposición a factores ambientales como la radiación o los químicos tóxicos, alcohol, tabaco y como consecuencia del proceso de envejecimiento causado por una mala alimentación.

Muchos, como Bruce Lipton o el Dr Dean Ornish, han hablado acerca de que nuestro cuerpo tiene una capaci- dad infinita para sanar y que entre más cambios hagamos para conseguir nuestra mejoría, más rápidamente esos cambios se verán reflejados en nuestra salud.

La nueva medicina Germánica del Dr R.G. Hamer dice que al observar por separado las enfermedades se puede constatar que hay un sentido biológico evidente. No representan errores de la naturaleza carentes de sentido y que hay que combatir, sino que son sucesos inteligentes y útiles que muchas veces nos indican que hemos desviado nuestro camino por el rumbo equivocado.

¿En qué momento le habrá dado a mi cuerpo por pensar que tener esclerosis múltiple sería una pre- misa "inteligente" y "útil" en mi vida?

Esa respuesta es lo que fui encontrando poco a poco y quise plasmar en este libro como un testimonio de vida. Mi cuerpo si era inteligente, lo que ocurre es que yo no había querido escucharlo.

Pero bueno, es que "el sentido biológico de la enfermedad solo podemos comprenderlo partiendo de la embriología." como lo dice Hamer.

¿No estará equivocado el concepto de enferme- dad que hemos tenido hasta ahora, solo por no haber estado conscientes del sentido biológico (causa, finalidad, utilidad) que tiene?".

Suena como un trabalenguas, pero déjenme contarles que cuando seguí leyendo a Hamer entendí que son un grupo de principios los que establecen sólidamente la naturaleza de la enfermedad sobre la base de la lógica y la interacción de los tres niveles que se interconectan para formar al organismo:

La psique, el cerebro y los órganos.

"Un shock conflictivo biológico causa el aparecer de un foco de actividad en el cerebro. La localización de este foco depende de la naturaleza del shock y del contenido de tal. Tan pronto aparece el foco, el órgano controlado por éste sufre una transformación funcional", esto fue lo que le ocurrió a mi cuerpo, no pudo soportar tanto stress con el cambio de país y la crisis económica que vivimos al tratar de costear de nuestro bolsillo un medicamento que está por encima del $ 1.000.000 mensuales.

Esta transformación se manifestó en mí con la pérdida de mis funciones, aunque he leído que también puede manifestarse como un crecimiento, como pérdida de tejido, lo que ocurre en las personas que tienen cáncer.

¿No suena tan descabellado verdad?

Pocos días más tarde compré y devoré el libro de Bruce Lipton "La biología de la creencia", mientras buscaba más explicaciones y herramientas para poder entender aun mejor qué estaba ocurriendo en mi cuerpo y poder así recobrar mi marcha, esa que se parecía a la de un bebé de nueve meses cuando tropieza con todo, inestable y poco coordinada. Para mí los días se habían tornado lentos, es decir cada tarea me tomaba unas 3 o cuatro veces más de tiempo que a una persona sana. El proceso de bañarme podía to-mar fácilmente 2 horas, entre que me quitaba la ropa, me bañaba y me vestía de nuevo, esto si no tenía camisas con botones o zapatos de amarrar, pues ahí ni hablemos de tiempos.

Contrario a la tesis Darwinista, Lipton dice que los genes controlan nuestra vida y nos revela cómo el medio es el auténtico motor.

Son el entorno y la cooperación entre las células el verdadero motor de la vida capaces de realizar cambios en nuestro organismo.

Los pensamientos positivos tienen un intenso efecto sobre el comportamiento y los genes, pero solo cuando estamos en armonía con la programación subconsciente.

De igual modo los pensamientos negativos tienen un poderoso efecto adverso y este punto lo entendí cuando revisé si estaba en verdadera paz conmigo misma y me di cuenta que aún tenía algunos asuntos pendientes por resolver (rencores y recuerdos del pasado que necesitaba borrar).

Fue por este motivo que mi esclerosis estaba avanzando cada vez peor, pero ¿cómo no iba a ser así, si yo misma pensaba a diario que estaba frita, sin esperanza, e incluso hacía el papel de víctima? "yo ya no puedo hacer esto", "yo no tengo fuerzas para levantarme", etc.

Fue solo hasta que comprendí que estas creencias positivas y negativas controlaban mi biología que comencé a dar un salto enorme en el proceso de mi

recuperación y pude utilizarlas creando un ambien- te saludable para mi propio cuerpo.

· EL COMIENZO DE MI APRENDIZAJE

Partí escribiendo este libro cuando no caminaba casi nada, incluso 50 pasos en las barras paralelas eran toda una odisea. Acostarme o levantarme de mi cama era cada vez más difícil e inalcanzable, mis tres hombrecitos, esos a quienes nombré en mi dedicatoria en este libro, aprendieron que parte de sus tareas diarias, tenían ahora otra función nueva, ayudarme a entrar o salir de la cama, del auto y de cualquier lugar. Alzarme en muchas ocasiones, pues la espasticidad hace que las piernas queden completamente tiesas, es algo así como intentar transportar un tronco de un árbol, largo, tieso, para nada flexible y en mi caso afortunadamente no muy pesado (43 kilos).

Tareas como cortarse las uñas o abrir un cartón de leche con una tijera eran casi utópicas para mí.

Mis pies tenían una coloración morada lo que indicaba además un problema circulatorio serio, los dedos de mis manos se congelaban con frecuencia, pasando de rosados, a blancos y luego a morados, como si hubiera escalado el Everest, este fenómeno me producía mucho dolor y después de calentarlos por un rato volvían a la normalidad, me había convertido en una especie de iguana mutante o para decirlo en un término más divertido, "estaba ligeramente frita".

Algo no estaba haciendo del todo bien y por más que estaba decidida a averiguarlo, no encontraba todas las respuestas.

Al mismo tiempo, y como consecuencia de la Esclerosis Múltiple, perdía todas mis energías a me- dida que avanzaba la tarde, tanto así que después de las cinco, era casi imposible que hiciera cualquier tarea. Aveces lo único que me quedaba era recostarme por un rato para cargar baterías.

Tenía la firme convicción, que lo que me faltaba era un cambio en mi alimentación, pero no tenía del todo claro ¿qué? o mejor aun ¿por qué? Pero por otro lado, estaba segura que mi mente iba a ser la única indicada para lograr que todo este mecanismo de auto salvación que estaba preparando funcionara y pudiera frenar del todo la progresión y revertir mi enfermedad.

Así que partí por el principio, estudiando a Rocine.

- **ROCINE Y SU VISIÓN DE LOS BENEFICIOS**

  DE LOS ALIMENTOS

Lo primero que encontré fue la clasificación que hizo de los alimentos de acuerdo a las funcio- nes que ejercen en nosotros y las diferentes sales orgánicas.

FUNCIONES:

- Los que producen VITALIDAD o alimentos para nervios y cerebro.

- Los que generan VIGOR o alimentos que cons- truyen los

músculos, los ligamentos y los huesos.

- Los que producen CALOR o grasas y aceites.

- Los PORTADORES Y LOS ELIMINADORES o ju- gos utilizados para estimular la formación de secrecio- nes, jugos digestivos o en general fluidos vitales.

Comencé a entender que había alimentos ácidos y alcalinos, nunca se me había ocurrido pensar qué efecto podrían tener sobre mi salud y menos, su tre- menda importancia para los enfermos, por lo que se deben consumir de forma apropiada.

Era obvio que yo no lo estaba haciendo de "forma apropiada".

NO INTERESA TANTO QUE CANTIDAD DE AGUA HAYA EN UN DETERMINADO ALIMEN- TO O CUANTA PROTEINA, CARBOHIDRATO O GRASA CONTENGA.

LO QUE NOS DEBE INTERESAR ES SABER QUE CANTIDAD DE LAS DIVERSAS SALES ORGANI- CAS ESTAMOS RECIBIENDO EN NUESTRA DIETA.

- **LAS SALES ORGÁNICAS**

- **El sodio**

El sodio neutraliza los ácidos. Entre más so- dio absorban los tejidos, más alcalinos y fuertes se volverán.

Tampoco me había puesto a pensar en esto, pero ojo, no se referían al sodio como la sal común de mesa, pues de ser así hubiera estado feliz al tener permiso para ingerirla indiscriminadamente, la sal común es una combinación de sodio y cloruro (una forma de cloro) en proporciones iguales.

Es sodio inorgánico y cloruro.

Comencé a entender que los seres humanos somos orgánicos y organizados y el sodio al que se referían era al de las plantas y vegetales, pues es a la vez orgánico y organizado. Así que me dediqué a consumir espinacas, fresas y zanahorias.

Toda persona enferma debería tomar una dieta rica en sodio orgánico.

- **El cloro**

Tiene varias funciones: participa en la regulación del equilibrio ácido base, en el mantenimiento del equilibrio hidro-salino regulando la presión osmóti- ca y forma parte de la secreción gástrica formando el ácido clorhídrico (HCl) con un papel importantísimo en la digestión.

El cloro se encuentra en casi todas las partes del organismo, se requiere para los nervios, los huesos y los tejidos. Pero sobre todo lo necesitan las articulaciones. Los huesos tampoco podrían desa- rrollarse sin cloro y sin hierro. Y como para completar esta historia, yo lloré todo cuanto fue posible al sentirme inválida, seguramente agoté el cloro de mi organismo. Como tengo herencia alemana y el chucrut me encanta, comencé a comerlo más a menudo, pues es una fuente muy alta de cloro.

- **El potasio**

Cuando el organismo carece de potasio para neu- tralizar los ácidos, no se asimilan bien los elementos alimenticios orgánicos, estos se convierten en ácidos y el organismo se torna igual. Bueno pues si potasio necesita- ba, potasio iba a tener, comencé a comprar muchas verduras, legumbres, hortalizas verdes y cereales.

- **El magnesio**

Es el más esencial de los elementos químicos, para los nervios y el cerebro. El magnesio es un mi- neral indispensable para el funcionamiento de las

actividades enzimáticas y transporte de fosfatos del cuerpo humano. La falta de magnesio me producía debilidad muscular y mucho sueño.

Acá en este punto comencé a fijarme en los vege- tales de hoja verde, en las legumbres (soja, guisantes, habas, etc.) en los frutos secos (nueces, almendras), y principalmente en mi alimento estrella: el plátano.

- **El silicio**

Actúa sobre los tejidos sólidos y también sobre la piel y el pelo. Tiene un efecto sobre la corteza cerebral, es decir sobre la parte que piensa y observa. Es benéfico para los nervios, las paredes intestinales, el tracto alimenticio, etc. La función del silicio es suministrarle energía al cerebelo, cuando yo me sentía exhausta y si lo hubiera sabido antes, hubiera podido recurrir a la avena o la cebada.

- **El fósforo**

Un elemento vital para el cerebro y los nervios. Es un elemento de gran magnitud en nuestro cuerpo, pues junto al calcio forma parte de estructuras como huesos y dientes.

Los alimentos con más fósforo son: Quesos, sar- dinas, chocolate, huevo, yogurt, carnes vacunas, de cerdo, pollo o pescado.

- **Azufre - Sulfuro (del latín sulphur)**

Es un elemento químico esencial para todos los

organismos y necesario para muchos aminoácidos

y por consiguiente, también para las proteínas. Se encuentra en el ajo, cebolla, brócoli, repollo, ajos, puerros, germen de trigo.

Ayuda a mejorar la calidad del pelo, uñas y piel ya que favorece la síntesis de queratina y colágeno que son sustancias vitales en su formación y equilibrio. Leí que me hubiera sido de mucha utilidad conocer esto, pues favorece la depuración de toxinas por parte del hígado, lo ayuda en la secreción de la bilis siendo muy importante para una buena digestión, aliviar el dolor en la artritis y en la fibromialgia. Es muy necesario para regular los niveles de azúcar o glucosa en la sangre (interviene en la síntesis de la insulina), facilita la nutrición de las células y la eliminación de sus residuos. Estudios han demostrado que reduce el cáncer de colon.

- **El calcio**

El calcio es un mineral que da fortaleza a los huesos. Es necesario para llevar a cabo muchas funciones del cuerpo, como la coagulación de la san- gre, el funcionamiento de los nervios y músculos. Almacenamos calcio en nuestro cuerpo hasta la adolescencia para que nuestro esqueleto esté fuerte más adelante, pero si no conseguimos el calcio que necesitamos a través de nuestra dieta el resto de nuestra vida, el va a coger el calcio de la única fuente que tiene: nuestros huesos.

Más de un tercio del calcio disponible en los elementos, se destruye cuando los calentamos a una temperatura superior a 66°C (ebullición), por con- siguiente la leche pasteurizada es una fuente limitada

de calcio, ya más adelante les contaré lo que descubrí de la leche.

Entre los alimentos que son una fuente rica en calcio, se encuentran: el ajonjolí, algas marinas rojas, verduras, legumbres, hortalizas, las semillas, las nueces y los cereales no refinados.

- **El PH**

El reconocido ganador de dos premios Nóbel, (el primero de Química y segundo de la Paz), el químico Linus Pauling, (1901 - 1994), afirmaba que mantener el cuerpo con un pH ligeramente alcalino es la clave de mantener una buena salud. Según Pauling, cuan- do alguien no se siente bien, muy a menudo es por- que su cuerpo tiene un pH muy ácido. El cuerpo debe tener un pH alcalino, entre 7,1 y 7,4; un pH de 7 es neutro y un pH por debajo de 7 es ácido. Las células del cuerpo necesitan un pH alcalino normal para funcionar adecuadamente.

Tuve la fortuna de hablar con un sobreviviente de cáncer, Arnulf Becker, quien hoy está completamente curado gracias a un protocolo de vida bastante similar al que relato en este libro, comenzando por la parte emocional, una estricta dieta, ejercicio, sol, desintoxicación del cuerpo, un ph alcalino, oxigenación celular y algunas otras cosas, (adjunto su página web donde se encuentra su testimonio más adelante en este libro). Así que continué en la tarea ir incorporando en mi vida diaria esos tips que iban llegando a mi vida para ayudar a recuperar ese enigmático y misterioso conjunto de células en estado de huelga que habitaban mi cuerpo.

Pequeños cambios tienen el poder absoluto sobre gran parte de nuestras enfermedades, aun- que anteriormente se creía que fisiológicamente era imposible que ciertas enfermedades fueran reversi- bles.

"Se debe identificar el por qué alteramos nuestra salud y felicidad innatas, para dar lugar a la sanación natural".

Dean Ornish.

Es difícil de creer que simples y sencillas decisiones realizadas en el día a día, como si al amanecer optamos por estar felices e irradiar una sonrisa a quienes nos ro- dean o estar tristes ydeprimidos o incluso hacer elpapelde víctimas pueden hacer la diferencia. ¿No me creen?

Hagan una simple prueba, tomen en observación dos días, en el primero, levántense con el pie derecho, saluden alegremente a quienes los rodean en casa, siéntanse bien, felices, tranquilos y traten de permane- cer así todo el día dando un poco de positivismo y ale- gría en cada situación en que se encuentren, observen cómo se sienten al final de la tarde y qué les trajo ese día de vuelta a ustedes.

Repitan este mismo ejercicio pero con una actitud indiferente, como si todo les diera lo mismo, sin preocuparse de alegrar, mejorar o ayudar a quienes tienen cerca, ustedes mismos van a quedar asom- brados cómo los cambios van a condicionar su bie- nestar físico y mental al final del ejercicio.

Comencé a entender, que lo mismo ocurría con los alimentos que comía, si prefería una comida rápida e insulsa día tras día a una ensalada surtida, alegre a la vista y con alto contenido nutricional, podía hacer una diferencia relevante al final de mi día.

Seguí investigando y encontré también, que el balance acido-alcalino de nuestro cuerpo (se refiere a las células y fluidos de nuestro cuerpo medidos por el PH)

Podría ser parte de la respuesta que estaba buscando.

Cuando nuestras células están en paz con su entorno, reciben nutrientes y se liberan de radicales con facilidad.

El pH (potencial de hidrógeno) es una medida de la acidez o alcalinidad de una disolución y su rango está medido en una escala de 0 a 14.

Descubrí que el equilibrio ácido básico no es el único equilibrio orgánico necesario para nuestra salud. Existen varios equilibrios: el equilibrio entre la actividad y el reposo, entre el estado de vigilia y el estado del sueño, o entre la inhalación y la exha-lación.

Y así, como nos es de perjudicial alterar cualquiera de estos equilibrios (por ejemplo, permanecer de- masiado tiempo despiertos sin descansar y sin compensar nuestra actividad diaria), la presencia excesiva de sustancias ácidas, es realmente peligrosa para nuestra salud.

Mi alimentación en ese momento, consistía en alimentos ácidos como son proteínas, alimentos refi- nados o azúcares, en cambio alimentos bases como las verduras, las consumía en cantidades mucho menores.

Investigaciones médicas recientes indican que en- tre más alimentos frescos, no procesados, consuma-

mos, y entre más baja sea la cadena ecológica que con- sumimos (esto es, entre más consumamos plantas o animales que coman plantas) mejores posibilidades tendremos de mantener una buena salud.

El consumo sin moderación de estimulantes como el tabaco, el café, el té y el alcohol ha alcanzado proporciones enormes y produce un efecto acidifi- cante sobre el organismo.

El estrés también contribuye a acidificar el organismo condicionando desarreglos metabólicos.

Con el paso del tiempo hemos descubierto cada día más sobre la alimentación alcalina y como la acidez de los alimentos puede afectar seriamente nuestra salud.

La alimentación propuesta por los naturistas cada vez da más importancia a los alimentos alcalinos, pues la evolución que sufren los alimentos después de la digestión influye de manera importante, en la correcta actividad de nuestro organismo.

Después de haber almorzado y terminado el proceso de digestión, todo aquello que ingerimos se descompone en los nutrientes básicos de los cuales estaba formado; es decir pasa a ser materia asimilable por nuestro organismo que dependiendo de la can- tidad de proteínas, hidratos de carbono, grasas, minerales, vitaminas, fitonutrientes, etc. que posean determinarán la acidez o la alcalinidad residual que permanecerá en nuestro organismo.

Estos "residuos" pueden ser de naturaleza alcalina o ácida dependiendo de si los alimentos ingeridos fueron alimentos alcalinos o alimentos ácidos.

¿Cómo es el equilibrio entre lo ácido y lo alca- lino?

¿Por qué es importante?

O mejor aun ¿De qué manera la nutrición y el estilo de vida nos afectan este equilibrio entre ácido y alcalino?

Al hablar de ácido y alcalino estamos hablando de hidrógeno. Eso me recuerda mis años de colegio, cuando nos enseñaban que ácido era una sustancia que soltaba hidrógeno en una solución química y, alcalino era una sustancia que removía el hidrógeno de una solución química.

Un pH por debajo de 7 es considerado ácido y por encima de 7 se considera alcalino.

El pH ideal del cuerpo humano debe ser ligeramente alcalino, oscilar entre el 7.35 y el 7.45.

Al interior del cuerpo humano el equilibrio entre lo ácido y lo alcalino es muy importante, ya que muchas funciones del cuerpo solamente ocurren en ciertos niveles de acidez o de alcalinidad.

Por esta razón era que mi cuerpo no se "reparaba", pues no tenía los niveles de alcalinidad necesarios, pero ¿cómo iba a tenerlos si yo no hacía sino comer dulces y productos refinados?

Muchas encimas y reacciones químicas del cuer- po funcionan mejor en un pH determinado. Un pequeño cambio en el pH del cuerpo puede tener un efecto profundo en las funciones del organismo.

Por ejemplo, la capacidad de contracción de los músculos declina y la hormona adrenalina aumenta cuando el cuerpo se vuelve ligeramente más ácido.

Después de descubrir que esa era la razón por la que la susodicha, o sea yo, tenía días en que se sentía muy bien, con fuerzas y energía como "super woman", y otros días en los que no valía ni cinco

pesos, en los que casi era imposible dar un paso, decidí armarme de valor y dar el primer gran paso: retirar de mi dieta cinco alimentos, dos de los cuales ya había retirado hace años: (carnes rojas y lácteos) y tres nuevos (azúcares, productos refinados, grasas perjudiciales) y vigilar la procedencia de mi agua.

Con estos seis cambios, en pocos meses logré fre- nar por completo el avance de mi enfermedad. Seis sencillos pasos, que a veces cuesta hacerlos, pues les mentiría si dijera lo contrario, más un cambio en la procedencia del agua que utilizaba a diario hicieron posible tener control total frente a la progresión de mi enfermedad.

- **SEIS PASOS PARA CONSEGUIR LA**

  REMISION DE MI ENFERMEDAD

PASO UNO: Eliminar los alimentos refinados.

El primer paso que avancé en búsqueda de mi mejoría fue el de retirar de mi dieta todos los ali- mentos refinados, comenzando por el azúcar, las harinas blancas, las pastas no integrales, arroz blanco y aceites refinados.

La sociedad de consumo en la que vivimos nos ha llevado a consumir todos estos alimentos refinados "blancos"(azúcares, harinas y aceites).

El siguiente es un listado de productos "refina- dos" que comencé a investigar y a "suprimir" consi- guiendo en el lapso de un año una remisión total de mi enfermedad.

Deberíamos tenerlo muy presente a la hora de ir a un supermercado para así evitarlos y reemplazarlos por los que no son "refinados":

- Pan de harina de trigo blanca, se puede reem- plazar por panes de granos integrales (trigo, centeno, cebada, avena, maíz o arroz).
- Espaguetis, tallarines y pastas de harina de trigo refinados se pueden reemplazar por pastas de trigo integral, pastas de arroz integral… etc.

•   Azúcar blanca la podemos reemplazar por stevia o miel.

•   Aceites refinados (CANOLA) y grasas refina- das (margarina), los podemos reemplazar por aceite de oliva, ajonjolí o linaza (no refinados, prensados en frío).

El trigo "harina blanca".

Las semillas integrales de trigo contienen doce- nas de minerales y fitonutrientes protectores de la inmunidad, así como también valiosos aceites y vi- taminas, pero al refinarlas para obtener la "harina blanca" la mayoría de estos nutrientes se pierden, entre esas pérdidas hay dos extremadamente importantes:

•   El selenio: los padecimientos o enfermedades del corazón, artritis y Esclerosis Múltiplese relacionan frecuentemente con la deficiencia de selenio.

•   El magnesio: las personas que consumen alimentos refinados tienen deficiencia de magnesio. Estudios realizados por la Dra. Carolyn Dean de- muestran como el magnesio ayuda a controlar pro- cesos intracelulares y le da al calcio un equilibrio dinámico.

El aumento de calcio en los tejidos suaves es un paso hacia el desarrollo de calcio intracelular en las neuronas como se observa en la enfermedad de Alzheimer. El exceso de calcio también está relacionado con enfermedades del corazón y de las arterias.

Cuando comprendí los potentes efectos del magnesio y el selenio en mi dieta de alimentos "no refinados", empecé a profundizar en el alivio o la sanación de mi organismo.

Me compré una pequeña maquinita para hacer yo misma el pan en casa y no volví a comprar los panes que acostumbraba comprar en el mercado, que por más que digan que son integrales lo que están es repletos de químicos, colorantes, saborizantes y pre- servantes.

Al principio me quedaron un poco tiesos, pero en pocas semanas me volví toda una experta y a los "habitantes" de mi casa les encantaron. Compré semillas de chía, sésamo, linaza, alpiste etc, almendras frutos secos e incluí media taza de éstos en cada pan que hornee.

En mi casa no les quedó más remedio que se- guirme la corriente, los primeros panes eran para mí y ellos seguían comiendo los que compraba en el supermercado, pero un buen día comenzó a "desa- parecer" como por arte de magia el "mío" y a durar eternidades el de "ellos" en la despensa, ahí me di cuenta que los "tres hombrecitos" habían caído en mi trampa saludable.

La razón de la popularidad de la harina refinada
es por tres factores:
- Durabilidad: el germen es rico en ácidos gra- sos que se arrancian rápidamente. Al removerlo, la durabilidad de la harina se incrementa.
- Apariencia: al remover el germen y el sal- vado se obtiene una harina de grano fino y color homogéneo.
- Costos: es más redituable vender la harina

refinada por un lado, obtener aceite del germen y
vender el salvado por separado.

Por todo ello la industria alimenticia ha prefe- rido elaborar la harina blanca y utilizarla en sus productos. Pero, también, por todos estos procesos, la harina blanca es casi puramente almidón, es decir un carbohidrato alto en calorías, pobre en micro- nutrientes y sin fibra.

El arroz integral

Después del trigo, el arroz es el que se usa más extensamente en la nutrición, contiene una abun- dancia de nutrientes incluyendo el magnesio, los cuales se pierden al refinarlo. En mi casa somos "arroceros" tal vez es el bagaje cultural en el que crecimos, pero al menos cinco de los siete días de la semana, cocinamos platos acompañados con arroz, solo que nunca se nos hubiera ocurrido alguno di- ferente al "blanco", el integral era como pensar en comida para gallinas

Cuando leí sobre las propiedades del arroz integral, compré una bolsa para probar y repetí el mismo ejercicio que hice en casa con el pan, al principio y como era obvio todos le hicieron el feo, pero tres meses después ya no volví a comprar otro que el integral, digo esto en primera persona, porque desde hace unos meses retomé la tarea de hacer mercado, podrán mis piernas estar en huelga, pero mi mente y lucidez no, así que ahora lo hago por internet y liberé a Sergio, mi marido, de esta tarea (al principio no le gustó mucho, pues perdía de nuevo el control de qué se compraba, pero como se había estado quejando

de que no tenía tiempo para nada y esto le ahorraba tiempo, le tocó quedarse callado).

La cubierta del arroz integral (el salvado), tiene efectos asombrosos para bajar el nivel de azúcar en la sangre, contiene más de 70 antioxidantes que nos protegen con- tra el daño celular como por ejemplo la vitamina E. Lo absurdo es que las industrias retiran el salvado y nos venden por separado éste y el arroz blanco.

¿Pero cuál es la diferencia entre arroz blanco e integral?

El arroz sufre una variedad de procesos antes de que esté listo para cocinar. Después de la cosecha, las semillas se pasan a través de un huller/husker para quitarle la cáscara exterior del grano, así queda el arroz integral.

Para obtener el arroz blanco se quitará el germen y la cáscara interior (salvado), el grano es entonces pulido, generalmente con glucosa o talco.

Lo ilógico es que con estas medidas adicionales pa- ra convertir el arroz blanco quitamos nutrientes que son luego introducidos a través de fuentes sintéticas, pero claro que luego le colocan un nombre más atractivo: lo llaman arroz fortificado blanco, debería llamarse más bien arroz modificado blanco ¿no creen? La pérdida de nutrientes es amplia y sustancial.

El arroz blanco liso tiene mucha menos vita- mina E, tiamina, riboflavina, niacina, vitamina B6, folacina, potasio, magnesio, hierro y docenas más de otros nutrientes.

Para hacer el cambio al integral es fácil, si se agre- gan salsas y texturas adicionales para enmascarar el sabor "más salvaje" y así permitir que nuestro gusto se acostumbre.

PASO DOS: Eliminar los lácteos.

Muchas enfermedades entre las que puedo enume- rar la Esclerosis Múltiple y el cáncer, se ven afectadas por el consumo de lácteos y derivados.

Desde hace más de veinte años tengo conocimiento de ello y están eliminados de mi dieta, se preguntarán ¿qué como entonces, si todo lo estoy retirando de la dieta?

Créanme hay suficientes alimentos con los que podemos organizar una dieta rica y sana, con la seguridad de no estar comiendo "problemas".

Siempre hemos oído que la leche = calcio = huesos sanos.

De ser esto cierto entonces ¿por qué en los países asiáticos donde no consumen casi lácteos hay mucho menos casos de osteoporosis?

La leche es un alimento que no asimilamos bien, entonces si no consumimos leche, ¿qué debemos hacer para obtener el calcio necesario para nuestro organis- mo?

Nuestros huesos no solamente necesitan calcio, necesitan también magnesio, boro, vitamina D (sol). Lo que nos ocurre en la sociedad actual es que las necesidades de calcio aumentan cuando comemos cosas refinadas, proteína animal, sal y azúcar.

Entre más de estos productos "refinados" con- sumamos, mayor será la necesidad de calcio que tenemos.

¿Qué tomar entonces para obtener el calcio?

Hay fuentes fabulosas de calcio como son las

algas marinas y las semillas de sésamo. las coles,
brócoli o el coliflor.

Tomar sol.

¿Nos hemos puesto a pensar que muchos produc- tos derivados de la leche, potencian su peligrosidad con el añadido de
azúcares, espesantes, conservantes, medicamentos que se su-
ministran al ganado en vida (antibióticos, hormonas) y otros
elementos?

Queremos lo mejor para nuestros hijos, entonces
¿por qué nos dejamos vendar los ojos y compramos como "cor-
deritos" todo lo que nos venden en los supermercados así esté
lleno de toxinas y químicos terriblemente dañinos?

Si estamos sanos y los consumimos, seguro no habrá diferencia en nuestra salud, o al menos no lo notaremos, pero al
tener alguna enfermedad (mi caso), debemos vigilar muy de
cerca el consumo de leche.

Aunque es un producto que contiene mucho calcio, los humanos no lo aprovechamos por ser un calcio desequilibrado
por las hormonas de creci- miento y asimilación que son propios del animal que dona su leche: "o sea la vaca".

Consumir demasiada leche hace que el organis- mo humano
acumule mucho ácido láctico que hace que nuestro Ph de la
sangre se acidifique y que para que no sea peligroso para el organismo, éste lo tiene que neutralizar sacrificando sales cálcicas
presentes en nuestros huesos.

Por otro lado, la leche de vaca, aporta un exceso de fósforo
que también acidifica nuestro organismo y, que también hace
que nuestras sales minerales se vean mermadas por este consumo.

Tanto el hierro como el calcio han de estar en un perfecto

equilibrio entre sí en nuestro organismo, por la tanto, la leche de vaca consigue que haya un fuerte desequilibrio entre estos dos elementos, base fundamental de muchas patologías cancerígenas.

En todo tipo de leche hay una sustancia que se llama caseína.

En la leche de vaca hay trescientas veces más caseína que la leche humana, para que puedan for- marse (en el ternero) huesos mucho más grandes. Esta sustancia, tan exagerada para el humano, forma en nuestro interior gran cantidad de mucus y flema.

Nuestro organismo luchará para librarse de ella y al tratar de salir por nuestras fosas nasales o por otras vías será mal interpretado como resfrío y nos aplica- rán los antibióticos y corticoides correspondientes con el consabido doble perjuicio para nuestra salud:

El del moco, que no le dejan salir y el efecto secundario del medicamento.

Es tan verídico que a mi hijo pequeño le daban muchos resfríos cuando consumía demasiada leche y al bajar la proporción de ésta y sus derivados mejoró y no volvió a darle casi nunca nada.

La caseína es la responsable de todo tipo de catarros, alergias diversas, otitis, trastornos de la tiroides, y sobre todo obesidad. La leche de vaca produce obesidad, aunque ésta sea semidesnatada, desnatada o descremada.

¿Suena absurdo verdad?

Y peor aun, somos los únicos seres de la tierra que tomamos leche después de ser destetados. Además tomamos leche de otro animal, cosa que ningún otro ser viviente hace, aunque sea lactante.

Un ternero tiene cuatro estómagos, como todos los rumiantes para poder digerir la leche de su ma- dre.

Una vaca tarda en crecer dos años, por lo que la leche que toma, le aporta hormonas de crecimiento y de asimilación de calcio totalmente diferentes a las nuestras. El ternero madura sexualmente a los dos años. La leche de la vaca le aporta hormonas especializadas para este cometido y que no son propias para el hombre.

La leche de vaca aporta grasas y proteínas propias de su especie. Hay que observar que los vacunos viven sin polar y sin calcetines, es decir, se protegen de la intemperie con sus grasas, no los necesitan.

Las proteínas de los lácteos vacunos, gracias a sus hormonas de crecimiento, hacen que los terneros tengan un crecimiento muy rápido.

No hay viejita que yo conozca a la que no le hayan prescrito la toma de abundantes lácteos, para combatir la osteoporosis y la artrosis, con lo que agravan a muy corto plazo, su riesgo de fractura de huesos; notando gran mejoría de su problema, en cuanto dejan de tomarlos.

En resumen, a este "líquido perlático de la con- sorte del toro" hay que consumirlo con mucha prudencia pero sobre todo verificar muy bien qué cosas son las que le añaden los comerciantes para conservarla, espesarla etc.

PASO TRES: Eliminar las carnes... todas, así sea por un tiempo.

Si tienen una enfermedad, deben ser radicales con esto, de lo contrario va a ser muy difícil obtener resultados favorables en la búsqueda de un ph alcalino.

Retiré de mi dieta todo aquello que proviniera de un animal así fuera con plumas, pelos o escamas, así volara, caminara o nadara. Todo, sin importar cuanto amo toda la comida de mar.

Luego de 21 años que llevo sin comer carne roja, estoy convencida que esto ha colaborado a tener una mejor salud y a que mi enfermedad se haya con- trolado tan bien.

Pero les confieso, fue hasta hace bien poco que suprimí pollo, pescados y mariscos, los amo, pero
¿por qué lo hice?

Porque entendí que mientras siguiera consumien- dolos, no

le iba a dar a mi cuerpo un ambiente libre de toxinas, hormonas, antibióticos, etc., y esto no le permitiría el ph alcalino que necesitaba para poder autoregenerarse.

Hoy estoy convencida de ello: toda persona enferma que esté buscando su sanación debería al menos por un tiempo, volverse vegetariana como lo hice yo, la razón todas las demás carnes "blancas" como pollo, pavo y peces, siguen aportándonos las tan indeseadas toxinas.

No es que me haya vuelto radical por gusto, simplemente entendí que esta era la única forma de hacerlo si quería obtener el resultado que deseaba, los pescados, mariscos y el pollo volverían con mo-

deración a mi vida cuando estuviera lista para ello. La carne es alta en grasas saturadas, elementos que los estudios han asociado con el cáncer de mama y colorrectal. Quienes la consumen tienen más po- sibilidades de estar sujetos a presión arterial alta y colesterol.

No significa que la gente sana deba eliminar las carnes roja de su dieta, pero si comerlas con mode- ración y revisar muy bien su procedencia.

Por el contrario, el bajo consumo de este tipo de carnes se ha asociado con una reducción de los factores de riesgo de enfermedades cardíacas, incluyendo cifras de presión sanguínea más bajas y niveles menores de colesterol.

PASO CUATRO: Eliminar el azúcar.

Bueno, pues si de alcalinidad dependía mi re- cuperación, alcalinidad iba a tener, así que el cambio radical en mi mejoría partió cuando me despedí del azúcar.

Que difícil fue dejar el azúcar, todo tiene azúcar hoy día y cuan acostumbrados estamos a ella, podría incluso decir que somos una especie de adictos com- pulsivos a ella.

Pero bueno, cuando uno descubre lo dañina que es debe tomar los correctivos o de lo contrario, ate- nerse a las consecuencias, cosa que no estaba dis- puesta a hacer.

Día seis después de haber dejado el azúcar:

Me encuentro en el supermercado frente a una estantería llena de exquisitos y coloridos dulces, to- mo en la mano uno dispuesta a hacer una pequeña trampa, finalmente quien habría de notarlo y mi cuerpo aún me pedía azúcar, me dirijo a la caja a pagarlo y en el camino mi mirada se quedó fija observando la scooter en la que me desplazaba, creo que mi mente supo exactamente qué hacer y la dio la orden a mi mano "rebelde" para que devolviera el dulce y llevara a cambio una bolsa de ricas pasas.

Cambiar un instante de placer por un instante mágico que le puede devolver un ph alcalino a mi cuerpo y revertir algo del daño en mi mielina y células, no valía para nada la pena.

Comencé a usar miel de abejas en pequeñas can- tidades, a cambio del azúcar refinada y lo increíble

es que en solo un mes de abandonarla vi cambios sorprendentes en mi cuerpo:

En primer lugar pude extender mi jornada diaria pues antes a las 5 pm ya mi organismo perdía todas sus fuerzas y pude permanecer activa durante cuatro horas más.

La coloración morada de mis pies mejoró y los dedos blancos comenzaron a desaparecer, luego por alguna razón mi circulación mejoró.

Saben, se acostumbra uno muy fácilmente a vi- vir sin el azúcar, créanme, no hace tanta falta, es la aprehensión a dejarla lo que nos preocupa.

PASO CINCO: Seleccionar muy bien las grasas y aceites.

La mayoría de los aceites que encontramos en los super- mercados son refinados, son más econó- micos, pero para su extracción se utilizan altas tem- peraturas y disolventes químicos, decolorantes y desodorizantes con agentes químicos que dañan nuestra salud (como ácido fosfórico).

Las etiquetas de los aceites no suelen mostrar todos estos ingredientes; pueden decir simplemente "aceite puro" por lo que al llegar a un supermercado vemos que están en hermosas botellas y son cristali- nos y apetitosos. Erróneamente pensamos que entre más claro es más puro.

La larga peregrinación del aceite industrial: "Después de la Segunda Guerra mundial la
crisis económica hizo que las compañías aceiteras empezaran a producir el máximo de aceite con la materia prima mínima, se introdujeron los métodos de presión en caliente (entre 160, 200, hasta 400 grados), y otros procedimientos industriales".

El rendimiento casi se duplicó, estos aceites eran más estables y se conservaban mucho más tiempo.

El aceite industrial que consumimos ha sufrido numerosos tratamientos fisicoquímicos antes de lle- gar a nuestra comida:

Empezando por la polución de los granos durante el cultivo, insecticidas, pesticidas.

Los granos a menudo son secados a temperaturas que alcanzan los 70-75 grados, cuando es posible ha- cerlo al aire o a temperaturas de 40 grados.

Siguen la extracción en caliente a temperaturas que pueden llegar hasta 400° C.

Luego es tratado con disolventes químicos, los cuales no siempre son eliminados del todo de "nues- tro" aceite. En general se utiliza el hexano que es un derivado barato del petróleo.

Pero peor aun, ¿creen que acá termina esto?

No, aún no hemos terminado, quedan el filtrado, el refinado con sosa, la decoloración a 100° que se realiza sobre carbón activado, arcilla o tierra (a veces con agregado de ácido sulfúrico o clorhídrico y la desodorización a 250°.

Todos estos procesos hacen que aparezcan nue- vos compuestos químicos en el aceite que tienen la propiedad de depositarse sobre nuestras arterias.

No todos los aceites que se anuncian como salu- dables lo son en realidad:

Aceite CANOLA

El aceite de colza o canola se extrae de la semilla de la colza que es una planta crucífera. Se cultiva en China, Canadá e India. El antiguo y verdadero nombre de este aceite es el de aceite de colza.

Lo del nombre de aceite de canola surge de la abreviatura Canadian Oil Low Acid que es como se llamó al aceite de colza obtenido en Canadá.

Se cree que todo el aceite actual viene de semillas modificadas genéticamente. Ese ya es un primer motivo para no recomendarlo.

Las propiedades biodegradables del aceite de canola o colza lo hacen ideal para que sea uti- lizado en base de pinturas, envases, herbicidas y lubricantes. Tradicionalmente se ha venido usando como combustible de lámparas para iluminación. Es

un insecticida muy eficaz (un dato curioso es que los insectos nunca se comen sus semillas). Ideal como combustible, lubricante industrial, para fabricar ja- bón y hule.

Creo que esto habla por sí sólo, no quería estar consumiendo productos que se usan como insec- ticidas y combustibles.

¿Cuáles son los mejores aceites?

Hay algunas personas que recomiendan sobre todo los aceites de girasol y lo consideran uno de los mejores aceites poliinsaturados. El motivo es que es muy rico en vitamina E y que tiene menos tendencia a ponerse rancio.

¿Y el aceite de oliva?

El aceite de oliva contiene en pequeña cantidad ambos ácidos grasos. A nivel químico el aceite de oliva es monoinsaturado es decir que está a medio camino entre los aceites saturados y los poliinsaturados

¡Ojo con la conservación de los aceites de primera prensión en frío!

Estos aceites tienen el peligro de volverse rancios rápidamente es decir de oxidarse con la consiguiente producción de sustancias tóxicas (radicales libres). Esto se produce si están expuestos al calor, el aire o la luz.

Es curioso, pero muy pocas personas de las que conozco saben que se deben conservar en el refrigerador una vez abiertos, siempre cuando van a mi casa pre- guntan por qué lo "guardo" en el refrigerador

Aceite de oliva. Por ser el más puro, el ecológico virgen extra es el de mejor calidad. Éste es de color verdoso (entre más amarillo, más refinado). Se obtiene directamente de las aceitunas a través de procesos únicamente mecánicos. Su sabor único y sus aportes nutritivos lo hacen una de las mejores elecciones. Beneficia al sistema arterial, posee una acción antioxidante, ayudan a reducir los niveles de colesterol malo y en las personas diabéticas ayuda a rebajar los niveles de glucemia.

Aceite de sésamo

Este aceite se obtiene de las semillas de sésamo o ajonjolí tostadas. Tiene un color oscuro y un olor y sabor simplemente exquisito. Contiene Zinc y gran cantidad de minerales, aporta vitamina E, fosfolípidos y lecitina; estos dos últimos vitales para el pensamiento y la memoria. Además contiene antioxidantes y fibra, por lo que tiene una suave acción laxante y un efecto protector de la flora intes- tinal.

Aceite de pepita de uva.

El prensado en frío no ha pasado por procedimien- tos químicos y es mucho más natural. De color pálido y delicado, es ideal para macerar carnes y preparar vinagretas. Provee vitamina E y una alta concentración de ácido linoleico y linolénico, ácidos grasos esenciales (Omega 6 y Omega 3). Además, es un gran aliado de la conservación de la salud cardiovascular, pues previene la hipertensión, obesidad y diabetes.

Bueno, ahora hablemos de las margarinas, yo recuerdo que en una época cuando eramos chicos, éstas llegaron como la panacea "saludable" para reemplazar a la mantequilla, sin embargo, la margarina contiene aceite vegetal refinado, artificialmente saturado, ácidos grasos trans y muchas veces residuos de metales tóxicos como níquel o cadmio(metales que han actuado como catalizado- res). ¿Será esto tan bueno?

¿Cómo se fabrica?

Se extrae químicamente el aceite de las semillas y éste es llevado a un proceso de refinamiento en el cual se pierden todos los aminoácidos y fibra y se incorporan moléculas tóxicas resultantes de la des- composición y alteración de los ácidos grasos.

El endurecimiento del aceite líquido se consigue por hidrogenización .

Se satura parcial o totalmente con hidrógeno a altas temperaturas y en presencia de un catalizador que actúa como agente endurecedor, como lo es el níquel o el cadmio, resulta la llamada "grasa satura- da".

Pero los anuncios y envases de la margarina resultan ser engañosos, leemos en lindas etiquetas dicen que contiene "aceite poliinsaturado". Sin em- bargo, el proceso satura completa o parcialmente el aceite.

La Hidrogenización destruye la vitamina E y otros nutrientes. El producto final está repleto de ácidos grasos trans.

Entonces ¿por qué seguimos consumiendo un

alimento que es un producto químico, sintético que trae tantos perjuicios a nuestra salud?

Vale la pena leer este libro: "GRASAS QUE SALVAN, GRASAS QUE MATAN", Fats that heal – Fats that kill" 1995, Alive Books, Canadá.

Al leerlo comprenderemos por qué la gran obra de Udo Eramus ha sido silenciosamente ignorada.

El Aceite de linaza

Es un aceite rico en Omega 3, incorporarlo en nuestra alimentación es la mejor manera de pro- porcionar a nuestro cuerpo ácido alfa-linolénico dado que el aceite supera con creces a las semillas o harina de lino.

Hay que distinguir entre el aceite de linaza de uso industrial y el que se utiliza como medicinal ya que el primero es tóxico y no debe ingerirse.

Al contener una alta proporción de a-linolénico (omega-3) en relación al ácido linoléico (omega-6) su equilibrio es básico para la regulación inflamaciones, dolores, presión sanguínea, función cardíaca, secre- ciones gastrointestinales, funciones del riñón, equi- librio de los fluidos, coagulación sanguínea, alergias, la transmisión nerviosa, la producción de esteroides y la síntesis de hormonas.

La doctora alemana Johanna Budwig descubrió en Munich alrededor de 1950, que la ingesta de productos sulfurosos con aceites ricos en Omega 3 favorecían la oxigenación del cuerpo a nivel celular. Esto lo logró ella mezclando queso fresco, que consumen en Alemania, llamado "Quark" con aceite de linaza. Ingiriendo esta mezcla homogenizada se

mejora la absorción del oxigeno y se mejora la cali- dad de la pared celular. La pared celular cumple una serie de funciones vitales, como ser: permitir el ingreso de oxigeno/nutrientes, el egreso de los desechos celulares y la comunicación con otras celulas de todo nuestro cuerpo".

Aunque la dieta recomendada en este libro excluye toda proteína animal, incluyendo la leche y sus subproductos.

Tal parece que el el "cottage cheese" consumido en el "smoothie" que relata Arnulf en http://www. yanotengocan-cer.cl/ forma una molécula distinta con el aceite de linaza que es soluble en agua y que se puede digerir sin problema, incluso por las personas alérgicas a la caseína y a la lactosa de la leche.

PASO SEIS: El agua.

El agua

"Si hay magia en este planeta, está contenida en el agua".
Loran Eisely.

El agua es un tema al que nunca di la suficiente importancia y me bastaba con usar la que venía proveniente del grifo, aunque les confieso que si me preocupaban los residuos que encontraba en las ollas y hervidor provenientes de ésta.

El agua es el nutriente más abundante en nuestro cuerpo, constituyendo dos terceras partes de nuestra masa corporal.

Nos esforzamos en no consumir alimentos proce- sados, a los que se les han agregado colorantes, edul- corantes, pesticidas etc. Pero nos olvidamos de buscar agua de la misma calidad.

Cuando se tiene un sistema inmunológico débil o una enfermedad degenerativa, es imprescindible consumir agua libre de residuos tóxicos.

Podemos encontrar agua de lluvia, de pozo, de los ríos, de los lagos o de manantiales.

Pero, el agua se contamina al ir almacenando desechos y toxinas que encuentra en su recorrido:

- La atmósfera con su banda densa de contaminación.
- Depósitos minerales en los (suelos y arcillas).
- Residuos (químicos y orgánicos) en su paso

por el campo o la ciudad.

Con ello disminuye su energía vital y se llena de

partículas de polvo, gérmenes, plomo, estroncio 90, minerales y una cantidad de químicos indeseados para nuestro organismo.

Los pozos con frecuencia están cerca de zonas utilizadas en la agricultura y la ganadería las cuales le filtran al agua contaminantes químicos, fumiga- ciones, fertilizantes y excrementos generando resi- duos tóxicos.

Tal es el caso de los nitritos que producen radi- cales libres, los cuales neutralizan las enzimas en el cuerpo fomentando así las enfermedades neuro- degenerativas.

Los suministros de agua provenientes de lagos y ríos están sujetos a los contaminantes que hay a su paso además de los desechos industriales.

La mayoría de las ciudades añaden cloro para purificar el agua, cuando se ingiere con regularidad destruye la flora que protege los intestinos y la vita- mina E que ingerimos.

Así mismo recordemos que otra variedad de quí- micos se añaden intencionalmente también al agua en las ciudades para mantener las tuberías sin óxido.

Muchas de las aguas que consumimos son PE- SADAS, esto es porque acarrean gran cantidad de minerales, contienen calcio en proporciones relativa- mente altas, también otros metales como hierro o magnesio.

Las patologías asociadas al agua dura corres- ponden principalmente a las que tienen que ver con el calcio. El calcio hace que se deposite colesterol y una sustancia calcárea (derivada del carbonato cálcico) que endurece las vías sanguíneas, es la misma que yo encontraba en las ollas luego de cocinar alimentos y

esto puede producir problemas cardiacos e inciden- tes vasculares en el cerebro.

Otra de las prácticas usadas hoy en día es la fluo- rización con fluoruro de sodio y acido fluoro - silícico productos altamente tóxicos.

Filtros de carbón activado

Pueden remover la mayoría de los desechos y otras toxinas que no son solubles en agua. Pero la mayoría de las substancias solubles en agua (nitratos, nitritos y fluoruro de sodio permanecerán en el agua).

Purificadores por osmosis inversa

Eliminan gran cantidad de toxinas gases y minerales dejando casi completamente purificada el agua.

Destiladores de agua

Evaporan el agua dejando atrás los residuos, luego condensan el vapor como 100% agua purificada, sin embargo el agua a veces contiene hidrocarburos los cuales tienen un punto de ebullición más bajo que el agua por lo que se debe verificar que estos tengan una válvula fraccional.

Filtros de carbón

Esta agua filtrada con carbón, aún contiene sus minerales solubles en agua, si el agua inicial no con- tiene toxinas solubles en agua como el fluoruro de sodio y los nitritos, entonces esta agua es la mejor alternativa parea tomar como una fuente natural.

¿Qué cantidad de agua debemos tomar?

En países con alto consumo de carne los médicos aconsejan tomar bastante agua (8 o más vasos al día). Comer carne en grandes cantidades puede sobre- cargar el organismo con ácido úrico y otros desechos y el agua ayuda a eliminarlos.

Quizás el principio más importante relativo al consumo de agua individual es el de ESCUCHAR LA SABIDURIA INTERNA DE NUESTRO PROPIO CUERPO Y TOMAR AGUA DE ACUERDO A

NUESTRA SED.

Si tomamos mucha agua con las comidas, las enzimas digestivas y secreciones se diluyen y los nutrientes de los alimentos no se absorben eficaz- mente.

"Coma cuando tenga hambre, beba cuando tenga sed".

Refrán Zen.

La mayor parte del agua que los vegetarianos consumen se obtiene de la comida, las frutas y las verduras con frecuencia son un 80%-90% agua, gra- nos y leguminosas son más de un 80% agua.

9. REEDUCANDO MI MENTE

- Vivir sin cargas negativas.
- El conocimiento instintivo.
- El poder mental.
- Reiki, yoga, sanación Zen y meditación.
- Otras formas por las que alteramos nuestro PH.
- Tiempo para uno mismo – la clave del equilibrio.

Como parte de mi recuperación consideré de vital importancia fijar mi atención en este capítulo que llamo REEDUCANDO MI MENTE

Vivir sin cargas negativas

"Deja ir todo aquello que no amas de tu historia de vida y solo conserva aquellas cosas que sí amas. Si continúas aferrándote a las

vivencias negativas de tu pasado, sigues trayéndolas a tu historia".
Rhonda Byrne

Dejar ir o liberar aquellas vivencias o momentos de nuestra vida complicados y que su recuerdo nos produce tristeza o rencor, perdonar a aquellos que sin

quererlo nos hicieron daño es el verdadero camino para poder lograr nuestra sanación, en mi caso solo hasta que puse en práctica esto pude estar tranquila y concentrarme 100% en mi recuperación.

"El perdón, ciertamente, no surge en el hombre de manera espontánea y natural. Perdonar sinceramente en ocasiones puede resultar heroico. Aquellos que se han quedado sin nada por haber sido despojados de sus propiedades, los prófugos y cuantos han soportado el ultraje de la violencia, no pueden dejar de sentir la tentación del odio y de la venganza".
(Juan Pablo II, 1-1-97)

¿Pero por qué es tan importante hacerlo?

"Perdonar no es lo mismo que justificar, excusar u olvidar".

"Perdonar no es lo mismo que reconciliarse. La reconciliación exige que dos personas que se respetan mutuamente, se reúnan de nuevo".

"El perdón es la respuesta moral de una persona a la injusticia que otra ha cometido contra ella." Podemos perdonar y sin embargo no reconciliarnos. A definition of forgiveness- por Robert Enright. 1996.

El universo se encargará de premiar nuestra actitud y valentía, pues es en esos momentos cuando estamos en paz con nosotros mismos que comen- zamos a ver resultados.

Acercarnos a nuestra familia, a nuestros ancestros y a nuestros hijos puede tener un efecto "mágico" en nosotros, por el contrario cuando buscamos razones

para alejarnos de ellos, esto puede "bloquear" de manera muy potente nuestro proceso de sanación. Créanlo, hasta que yo no me di tiempo para el perdón y para el olvido de esas situaciones difíciles y dolorosas que tenemos todos en nuestra vida, no logré esa paz interior que tengo ahora y que me hace muy feliz.

A nuestros padres debemos verlos con "admira- ción" finalmente fueron ellos quienes nos dieron la vida, quienes pasaron sus mejores años buscando la mejor forma de sacarnos adelante, sacrificaron seguramente parte de su salud, por cuidar nuestros desvelos y nuestras enfermedades. Se volvieron "mágicamente" niños otra vez para jugar con nosotros a las muñecas, al football o en una pista de carreras, nos defendieron a capa y espada cuando estuvimos en situación de peligro, aguantaron nuestras neuras, nuestras travesuras, nuestras excentricidades, odios y rencores. Fueron nuestros "amigos" y "cómplices" de aventuras en nuestra infancia y deben ser ahora nuestros guías y amigos en nuestro presente y futuro.

Nuestros hijos la mayor "bendición" que podemos tener en esta vida, son como una proyección de nuestros anhelos y metas, despiertan en nosotros nuestras mejores cualidades y por ellos corregimos nuestros mayoresdefectos. Hacen posible que nuestro paso por esta tierra sea fascinante, intenso, lleno de amor y esperanza. Yo me siento muy afortunada de tenerlos cerca y privilegiada de ser su madre y amiga.

Nuestros ancestros nos dieron el bagaje de lo que hoy tenemos, por ellos aprendimos nuestras tradiciones, las cuales siempre, independientemente

de donde vengamos, nos deben llenar de orgullo, por ellos debemos siempre tener la frente en alto y perseguir nuestros sueños y anhelos.

Nuestros compañeros de viaje, emprendieron un largo camino con nosotros, se comprometieron a envejecer a nuestro lado, a cuidarnos y a respetarnos, hicieron posible que tuviéramos descendencia y que nuestro día a día tuviera un sentido y un rumbo defi- nido.

A todos ellos, mis ancestros, mis familiares (pa- dres, hermanos, tíos y primos), a mis hijos y mi compañero de viaje gracias por darle "luz" a mi vida", gracias por darle una razón a mi existencia.

Pero por sobre todo gracias por estar a mi lado y por continuar este maravilloso viaje de la vida de mi mano, cerca, presentes de corazón y alma. Ustedes han hecho posible que encuentre la magia, esa que solo se encuentra cuando nace el amor verdadero, cuando logramos hacer que corra por nuestras venas y nos alimente por dentro, cuando nos hace felices y únicos en el planeta, cuando nos hace sentir privilegiados.

El comportamiento de los animales.

Hace un año, nuestros amigos Violeta y Ernesto (mi editor) nos invitaron a pasar una cálida tarde en su casa. Desde que salió mi primer libro ellos han sido muy especiales con nosotros, nos han brindado su cariño, su apoyo y nos han hecho sentir como en casa.

Por cosas del destino, esa tarde iba a su casa un velerista para hacer las correcciones del libro que estaba editando.

Entre una cosa y otra hablamos del poder de la mente y conocí por primera vez sobre los libros de Vitus Droscher, los cuales hablan sobre el compor-tamiento de los animales.

"Sobrevivir", "Como sobreviven los animales" o "Un cocodrilo para desayunar".

Tratan de la etología, ciencia naciente, que busca en las raíces instintivas de los animales, el origen de nuestros propios instintos para explicar y mejorar nuestro comportamiento y nuestros procesos curati- vos.

Vitus Droscher, nos habla sobre la manera cómo los animales resuelven muchísimos problemas gra- cias a la conservación de instintos útiles que el hombre ha ido perdiendo poco a poco hasta reducirlos en muchos casos a una condición de atrofia total, afortu- nadamente reversible.

Muchas enseñanzas útiles que se desprenden de actitudes

de comportamiento de los animales pueden ayudarnos a resolver a nosotros también muchos conflictos e incluso a mejorar nuestro estado de salud física mental y a restablecer nuestro equilibrio inte- rior.

La obra de Dröscher está llena de ejemplos curio- sos, divertidos, insólitos que nos presentan una infinita variedad de recursos y las innumerables sor- presas que la naturaleza animal encierra.

Setenta y ocho de cada cien seres humanos pade- cen stress o mueren de infarto. Lo que suele ignorarse es que el stress afecta también a los animales salvajes y que éstos tienen sus fórmulas para defenderse de él.

Entonces, ¿por qué no detenernos y aprender de ellos lo que se nos ha olvidado?

Los animales sufren al igual que nosotros las en- fermedades, pero saben curarse como lo hacen los osos grises de Yellowstone que utilizan las termas sulfúricas de ese parque nacional de EE.UU.

O como en algunos lagos sódicos africanos, ani- males como leones, gacelas y chacales se reúnen en paz, pese a ser mortales enemigos para someterse a una "cura" que los protege del reuma y el tétanos.

También observa como los pingüinos que pade- cen gastroenteritis devoran unos crustáceos que contienen algas antibióticas.

Tampoco la vejez es solo un fenómeno humano sino que se presenta en los animales en formas muy diversas, una abeja obrera vive cinco semanas, una tortuga gigante doscientos años y las truchas usan una auténtica "droga de rejuvenecimiento".

El sueño es otro recurso humano esencial para sobrevivir; su manifestación en el mundo animal varía desde las veinte horas que se permite el león hasta los siete minutos de una vulnerable jirafa.

Uno de los capítulos más fascinantes de este libro es el que refiere a un grupo de macacos de la India que decidió trasladarse a la ciudad y cómo, en poco tiempo, aprendieron todos los ardides necesarios pa- ra sobrevivir en un mundo hostil.

Otro de sus capítulos nos explica las formaciones encuñadelasavesmigratorias, dondeelavemásfuerte ocupa la punta y las más jóvenes y débiles los últimos lugares, hacen posible que pequeños francolines recorran los cuatro mil kilómetros que separan Alaska de Hawai en un vuelo directo de ochenta y ocho horas. Antes de partir ese pájaro pesa doscientos gramos, de

los que setenta son una capa de grasa que constituye el "combustible" de su increíble viaje.

La obra de Dröscher es fantástica y me hizo plantearme porque no reacondicionar mi vida a las maravillas del reino animal.

¿Cómo no asombrarse ante "el caso" de las pirañas que auto controlaban su dieta alimenticia?

Recluidas dos pirañas en un acuario, se intro- dujeron en el mismo veinticinco peces de colores. Las pirañas cuya voracidad, en libertad, es un tópico, comieron uno por día. A los restantes peces les mordieron las aletas para que no pudieran escapar. Crearon así una "despensa viviente".

Si entendiéramos que es lo que realmente necesita nuestro cuerpo para sanar como lo hacen los leones, los pingüinos o los osos grises de Yellowstone, nuestra vida sería mucho más sencilla y podríamos superar más fácilmente nuestra enfermedad.

¿Por qué no lo hacemos entonces?

Como decía Bruce Lipton: manos a la obra, re- suelta a confiar en el poder de convicción que tenía mi mente para regenerar mis células y volver a caminar, resuelta a creer en que si podía lograrlo y habiéndome puesto esa meta. Comencé a concentrar mi energía para cumplirla, ya le había dado un estímulo positivo: es decir, era tan obvio que si iba a sanar que por eso no lo sometí a duda alguna.

"El ADN humano es una Internet biológica,

investigaciones científicas rusas, directa o indirecta- mente explican los fenómenos como la clarividencia, intuición, actos de remisión espontáneos y remotos

de sanación y auto sanación, técnicas de afirmación, la luz inusual / auras alrededor de personas (maestros espirituales), la influencia de la mente en los patrones del clima y mucho más.

Se tiene evidencia de un nuevo tipo de medicina en la cual, el ADN puede ser influenciado y reprogra- mado con palabras y frecuencias".

"Solo el 10% de nuestro ADN se utiliza para construir pro- teínas. Es este subconjunto de ADN que es de interés para los investigadores occidentales y está siendo examinado y clasifi- cado".

¿Pero y el otro 90%?

¿Por qué lo consideramos como basura? "Investigadores rusos, convencidos de que la

naturaleza no es tonta, unieron a lingüistas y genetis- tas en una aventura para explorar ese 90% de "ADN basura".

Según ellos, nuestro ADN no solo es responsable de la cons- trucción de nuestro cuerpo, sino que tam- bién sirve como al- macenamiento de datos y en la co- municación".

Y así, descubrieron que el código genético, espe- cialmente en el aparentemente inútil 90%, sigue las mismas reglas que todos nuestros lenguajes humanos. Para ello, compararon las reglas de sintaxis (la forma en que las palabras se juntan para formar frases y oraciones), la semántica (el estudio del signifi- cado en formas de lenguaje) y las reglas básicas de la gra- mática.

"Hallaron que los alcalinos de nuestro ADN siguen una gramática regular y han establecido reglas como nuestras len- guas. Así que los idiomas humanos no aparecieron coinciden- temente, sino son

un reflejo de nuestro ADN inherente".

Los doctores de Garjajev, lograron demostrar que cromosomas dañados por rayos X, se pueden repa- rar:

"Capturaron patrones de información de un ADN particular y lo transmitieron a otro, así reprograma- ron células a otro genoma.

Transformaron con éxito, embriones de rana a embriones de salamandra, simplemente transmi- tiendo los patrones de información del ADN. Así lograron transmitir la información completa sin ninguno de los efectos colaterales o desarmonías encontradas cuando se cortan y se reintroducen simples genes desde el DNA".

Algunos maestros espirituales (yoga-Satnam Rasayan, meditación Zen, etc) han sabido durante años que nuestro cuerpo es programable por el len- guaje, las palabras y el pensamiento.

Esto ya ha sido probado y explicado cientifi- camente. Aunque no todo el mundo consigue el mismo éxito o puede hacerlo de igual forma.

Para los que estamos buscado nuestra sanación, la tarea es lograr establecer una comunicación cons- ciente con nuestro ADN. Buscar un método que no dependa de factores externos.

A mayor conciencia desarrollada de un indi- viduo = Menor será la necesidad de cualquier tipo de mecanismo para lograr la armonía.

Pero esto no termina aquí.

"Los científicos rusos también descubrieron que

nuestro ADN puede causar patrones inquietantes

en el vacío. O sea conexiones túnel entre áreas com- pletamente diferentes en el universo, a través de las cuales, la información puede ser transmitida fuera del espacio y el tiempo. El ADN atrae estos bits de información y los pasa a nuestra conciencia. Este proceso de hiper comunicación es más efectivo en un estado de relajación".

En la naturaleza, la hiper comunicación ha sido aplicada

con éxito por millones de años, parte de lo que nos habla Dröscher al observar los animales.

El hombre moderno lo conoce solo a un nivel mucho más sutil como "intuición".

Pero nosotros, también podemos recuperar el pleno uso de ella.

"Un ejemplo de la Naturaleza: Cuando una hormi- ga reina es especialmente separada de su colonia, la construcción todavía continúa fervorosamente y de acuerdo al plan. En cambio, si la reina muere, todo el trabajo en la colonia se detiene. Ninguna hormiga sabe qué hacer. Aparentemente la reina envía los "planes de construcción" también desde muy lejos a través de la conciencia grupal de sus súbditos. Ella puede estar tan lejos como quiera, siempre y cuando ella está viva".

A todos nos ha ocurrido en algún momento de nuestras vidas, la llamamos inspiración o intuición. Grazyna Gosar y Franz Bludorf en su libro "Vernetzte Intelligenz" (Inteligencia en red), explican estas conexiones y citan fuentes donde observaron que en tiempos tempranos la humanidad había es- tado, al igual que los animales, muy fuertemente conectada a la conciencia de grupo. Sin embargo, al desarrollar y experimentar la

individualidad, nos olvidamos de la hiper comu- nicación casi por completo.

Nuestro ADN puede alimentar su información adecuada en la red, puede llamar a los datos de la red y puede establecer contacto con otros participantes.

La curación a distancia, la telepatía se explica con este contacto.

La humanidad está colectivamente moviéndose hacia una conciencia grupal.

"Más y más niños clarividentes nacen cada año "China Niños Índigo" de Paul Dong. Algo en ellos está esforzándose cada vez más hacia la conciencia de grupo del nuevo tipo, y ya no ser suprimida. El tiempo está fuertemente influenciado por las frecuencias de resonancia de la Tierra, las frecuencias llamadas Schumann. y esas mismas frecuencias son también producidas en nuestros cerebros, muchas personas sincronizan su pensamiento o individuos (maestros espirituales) enfocan sus pensamientos como un láser, entonces científicamente hablando, no sorprende en absoluto si ellos pueden entonces, influenciar el clima".

Usando esta misma idea, podríamos "ordenar nuestro entorno" y "crear salud".

"Cuando un gran número de personas se unen muy de cerca, los potenciales de violencia también se disuelven. Parece como si aquí, también, una especie de conciencia humanitaria de toda la humanidad es creada. (El Proyecto de Conciencia Global)".

Muchos maestros espirituales también producen columnas de luz en meditación profunda y provocan distintos sentimientos.

El poder mental.

Después de juntar y depurar toda esta información llegué a la parte que estaba buscando, el poder mental.

Este podía ser la ficha que me faltaba para lograr armar más rápidamente mi rompecabezas.

El poder psicotrónico, como parte de este poder mental, reside potencialmente en manejar la energía psíquica y enfocarla a través de nuestras manos o nuestros ojos para determinados fines.

Por ejemplo, el masaje reiki es una forma de energía psicotrónica, de igual manera la que el hipno- tizador desarrolla en su mirada.

Emplear este poder para tener control sobre las personas puede ser un acto positivo o negativo, de- pende de las intenciones y de los objetivos con lo que lo utilicemos. Puede ser útil para nuestra propia sanación, es decir ayudar a enfocar nuestras energías para auto-sanarnos, principio muy similar al que usa el SATNAMRASAYAN (yoga de sanación del cual ya les he hablado en "Batallando un imposible").

"El fuego se encendió por la mañana. Al anochecer las piedras estaban enrojecidas. Miles de personas se habían reunido en Fiji para ver a los hombres andar sobre el fuego. Los hombres cantaban. Bailaban sobre las brazas y las ardientes piedras con los pies descalzos. No hubo quemaduras".

Están utilizando energía psicotrónica.

Podemos convertir la "debilidad personal" en "fortaleza", y lograr que como en Fiji, las brazas no nos afecten.

Basta con ver estas anécdotas y se darán cuenta del inmenso poder que tiene nuestra mente.

Son dos anécdotas personales (espero no me reten por hacerlo, jaja), que ilustran cuan poderosa es nuestra mente y cómo podemos muchas veces creer cosas que en realidad no están pasando, pues es de la misma forma que nuestra mente puede hacer que ocurran los cambios milagrosos que tanto anhelamos para nuestra salud.

La mente es una máquina maravillosa y ella hace posible que todo cuanto queramos y estemos real- mente convencidos se haga realidad. Si queremos salud, nos dará salud.

La primera ocurrió hace muchos años cuando yo era chica y mis papás acostumbraban llevarnos a veranear a la laguna del Neusa en Colombia.

Mi padre quien siempre fue una especie de cien- tífico loco había conseguido un libro que hablaba de las diferentes especies de hongos comestibles, libro que venía con ilustraciones y las características especiales de cada hongo.

Bajo los bosques de pinos que había en el Neusa, se encontraban toda clase de bellos champiñones y coloridos hongos, gran parte de los cuales eran al- tamente venenosos. Mi padre, sin embargo, libro en mano, llegó a uno de ellos "el boletus", muchas especies del género Boletus son comestibles y apreciados en gastronomía, siendo la más conocida Bole- tus edulis.

Pero bueno, hace 35 o 40 años no era para nada conocido.

Mi padre, seguro de que ése era realmente un boletus recolectó varios en el bosque y cuando llegó

al campamento todos pensaron que se iba a morir si los comía, pues la verdad, les confieso que tenían más cara de venenosos que de comestibles.

Mi papá seguía insistiendo que era comestible y aunque todos le decían que no lo era él estaba dis- puesto a probarlo.

Así que días más tarde, ya en la casa y sartén en mano, se puso con la calma que lo caracterizaba, los peló y cortó en trocitos, mientras mi mamá seguía insistiendo que se iba a morir y que no los probara.

Minuciosamente como todo lo que hacía colocó un poco de mantequilla y los puso a freír, pero para estar seguro y que mi mamá quedara más tranquila, decidió que primero le iba a dar a probar a la gata que teníamos y que si pasado un tiempo estaba bien, acto seguido comería él y los demás que quisieran probar.

Así que le colocó en el plato de la gata unos troci- tos, la gata no se hizo esperar y comenzó a deleitarse con el rico manjar, que emanaba un exquisito aroma, hasta que acabó con el último ante la mirada atónita de todos.

Se fijan, nos dijo mi papá, los animales son muy sabios y saben que pueden comer y que no, pasó casi una hora y la gata seguía feliz y dichosa, así que mi papá decidió que era su turno para probarlos, un poco de sal y pimienta y se sentó a compartir su manjar con quien quisiera acompañarlo, la verdad su sabor era exquisito así que todos probamos del dichoso platillo y cuando estábamos acabando, co- menzamos a oír maullar a la gata, estaba dando unos chillidos terribles y se estaba retorciendo en el piso de dolor, sobra decir que en ese momento todos en la casa entramos en pánico, comenzando por el científico loco, o sea mi papá.

La gata seguía maullando cada vez con más dolor y nosotros comenzamos a sentirnos mal, la gata se metió debajo de la cama retorciéndose y en una actitud muy extraña, nuestras miradas sobra decir seguían clavadas en ella y comenzamos a prepa-rarnos para salir corriendo al hospital antes de que fuera demasiado tarde.

Pero saben, minutos más tarde descubrimos que estaba teniendo gatitos y esa era la verdadera razón por la que aullaba y se retorcía.

El exquisito platillo de mi papá se volvió "famo-so" y todos los años hacíamos grandes excursiones para recolectar los "boletus". Sin embargo todos ya nos estábamos sintiendo "cadáveres" cuando asociamos sus chillidos con un envenenamiento "masivo".

¿Es potente el poder de nuestras mentes, ver-dad?

La segunda anécdota ocurrió hace tan solo unos años y esa tiene que ver con Sergio, mi marido. No-sotros vivimos en una casa de campo en las afueras de Santiago, donde es usual tener animales como hormigas, avispas, tijeretas y en ocasiones pequeños ratones que entran de visita. Sergio siempre ha sido muy "cuadriculado" y cualquier cosa que se salga de lo habitual, lo pone de mal genio.

Llevábamos ya varios meses sin nana y por consiguiente la casa no estaba tan limpia y reluciente como debiera, puesto que hay oficios que yo no podía hacer dada mi condición, uno de ellos era el de

aspirar closets, correr camas y hacer una "policía" de la casa (término que se usa en mi familia para indicar que se corren muebles, camas, se ordenan closets y se deja la casa "impeque" sin rastro de mugre).

Sergio venía quejándose de ello cada vez más pero parecía no entender que yo no podía hacerlo. "se nos van a entrar los ratones", decía un día, y días más tarde volvía a repetirlo "con este desorden y mugre nuestra casa se va a volver una ratonera".

Ya llevaba con este cuento varias semanas y aun- que yo trataba de hacer lo que más podía era obvio que no era suficiente. Un día tuve una "brillante" idea, se me ocurrió jugarle una broma para que dejara de molestar tanto.

El martes siguiente en mi clase de cerámica fa- briqué un pequeño ratoncito, lo más parecido posible a uno real y ocho días más tarde cuando éste estuvo listo decidí colocarlo entre uno de sus zapatos en el closet y me senté a esperar que ocurría cuando lo encontrara.

Horas más tarde estaba yo en la cocina cuando oí unos gritos suyos que decían: "claro, @&#@:*+, era de esperarse", acto seguido entró a la cocina corriendo y tomó la escoba muy molesto y... (entonces supe que había mordido el anzuelo), salió corriendo con escoba en mano, directo al closet y comenzó a darle palazos al pobre ratón mientras repetía "se lo dije, estamos llenos de ratones".

Golpe tras golpe mi creación "ratuna" se fue de-sintegrando, hasta que fue evidente mi travesura y entonces oí de nuevo "vieja @~*#<@ (esta vez en tono cariñoso y amable)" ¿usted fue la chistosita no?

Sobra decir que "santo" remedio, no volvió a

quejarse de ratones, pero aprendió su lección y mi cuento va a que su mente estaba tan condicionada y segura de que iba a encontrar ratones, que mi pequeña creación le hizo pasarse en su mente toda una película del flautista de Hamelín.

Bueno, perdonen todas las @&#@:*+, pero hagan de cuenta que es como mi hijo Daniel decía cuando chico: "@&#@:*+," Daniel, eso no se dice voy a hablar con tu Miss a ver si eso es lo que te enseñan en el colegio...

"No mama ¿pero para qué?, no ves que estoy

hablando en otro idioma?".

Bueno ahora si retornando a la cordura y a mi recuperación.

REIKI, YOGA, SANANCIÓN ZEN Y MEDI- TACIÓN.

Es de vital importancia para conseguir nuestra recuperación que le demos a nuestra mente alguna herramienta para poder encontrar nuestra "quietud" "nuestro centro" pues ello nos ayudará a tener el coraje, la valentía para enfrentarnos a lo que sea, pero sobre todo para tomar decisiones asertivas.

Esto puede ser con técnicas como Reiki, yoga, sanación Zen y meditación.

Simplemente voy a nombrar los principios bási- cos de cada una para que las conozcan

Reiki, del japonés reiki (霊霊o 霊霊霊? poder espiritual, atmósfera misteriosa) es una práctica considerada como medicina complementaria y alternativa que trata de lograr la sanación o equilibrio del paciente a

través de la imposición de las manos del practicante, canalizando la "energía vital universal".

Pero más allá de su aspecto terapéutico, el reiki es una disciplina o camino espiritual (Dō en japonés, Tao en chino).

Su propósito es el de cultivar el corazón para man- tener el cuerpo sano a través del poder misterioso del Universo.

Es por ello que Mikao Usui legó a sus alumnos estos principios y los estableció como norma de vida:

Secretos de la felicidad. Medicina espiritual para todas las enfermedades.

Solo por hoy (Kyo Dakewa). No te preocu-
pes (Ikaruna). No te irrites (Shinpai shuna).
Agradece (Kansha Shite).
Trabaja duro (Kyo wo hageme).
Sé amable con los demás (Ito ni shinsetsu-ni).

Solo por hoy. Realmente solo existe un eterno presente. El pasado es un sueño y el futuro depende de tu presente. Lo que somos ahora es el resultado de lo que fuimos antes. Lo que seremos en el futuro, será el resultado de lo que somos ahora. Por tanto, debemos tratar de mantener la mente en el presente, aquí y ahora, porque es lo verdaderamente real.

No me preocupo. Preocuparse implica sufrir por algo que aún no ha llegado o que ya ha pasado. Lo cual es absurdo y nos hace perder mucho tiempo. Todos nos hemos equivocado y hemos hecho daño

a nuestros seres queridos. Eso formaba parte del aprendizaje, en aquel momento hicimos lo mejor que pudimos, siempre tendremos nuevas oportunidades para hacerlo mejor. Preocuparse por el futuro es absurdo, porque el futuro está sucediendo ahora mismo, cada instante puede ser el último y por tanto, debemos apartar el miedo de nuestras vidas.

No me irrito. Los enfados y la irritación suelen tener origen en nuestras ganas de tenerlo todo y a todos bajo control. Cuando algo escapa a nuestro control, nos enfadamos. Las ganas de tenerlo todo controlado, tienen su origen en el miedo. Hay que aprender a relajarse y a confiar en los demás.

Con agradecimiento. Ser agradecido es una vir- tud. Si nos acostumbramos a sonreír y agradecer lo que recibimos, el universo nos complace y nos entrega aun más cosas, pero si recibimos y no lo agradecemos, pronto dejaremos de recibir.

No solo agradecer a las personas, sino también agradecer al Universo todo cuanto nos ha sido en- tregado, cada experiencia, cada instante mágico, cada nuevo día, cada dificultad que superemos e incluso los malos momentos, pues gracias a ellos hemos crecido y llegado a ser quienes somos.

Me trabajo intensamente. El trabajo personal de cada uno de nosotros es muy importante. Todos ocupamos un puesto crucial en la sociedad y el trabajo forma parte de la porción de energía que entregamos al mundo, para que funcione mejor.

Debemos trabajar con alegría y tratar de hacerlo con el corazón, entregando lo mejor de nosotros mismos. Pero este Principio va mucho más allá del trabajo laboral, es la necesidad de trabajarnos intensamente

por dentro, dedicar tiempo al estudio de nuestras propias emociones, trabajar para mejorar como personas y elevarnos en las altas frecuencias de la Luz y el Amor, para así ser más felices e irradiar esa felicidad en todas direcciones.

Soy amable y respetuoso. Ser amable es una de las cosas más importantes que podemos hacer para ayudar a vivir en un mundo más agradable. Un rostro amable y feliz va irradiando Luz por donde vaya, mientras que un rostro enfadado e irascible, crea mal ambiente a su alrededor.

Los budistas dicen que hay que cultivar el hábito del contento, ellos siempre sonríen a pesar de las adversidades. Una palabra amable puede alegrarle el día a alguien, generando así mucha Luz, pero una palabra cruel puede hacer sentirse muy mal a quien la recibe y hacer que genere mucha energía negativa.

YOGA

Esta milenaria disciplina es uno de los mejores sistemas de cuidado integral que existen.

Cuerpo, mente y espíritu, se ven fortalecidos y serenos. Encaja perfectamente en cualquier programa de entrenamiento o ritmo de vida. Los beneficios físicos y mentales son tantos, que merece la pena probarlo.

Existen muchos estilos de yoga:

El Hatah, el yoga de la energía, es el más practicado en occidente por su sencillez y sus grandes beneficios físicos.

El Kundalini yoga incluye una parte más me- ditativa y espiritual, se cantan y recitan mantras y toda la práctica se dirige hacia una meditación final. El Yoga Iyengar es el más técnico de todos, ya que

se emplean sillas, cinturones y bloques para corregir
y mejorar las posturas.

El Ashtanga o Power Yoga, en el que se hacen todo
tipo de saltos y acrobacias de forma totalmente atlética.

¿Por qué es tan benéfico el yoga?

No se trata de una simple práctica física. Al combinar la
respiración con las asanas o posturas, nuestra energía vital se
activa, se desbloquea y se recupera, lo que produce un potente
efecto físico y mental. Mucha gente piensa que el yoga consiste
en hacer estiramientos y relajarse. La práctica del yoga se convierte en un potente ejercicio físico y mental, capaz de ayudarnos a redescubrir y cambiar nuestro cuerpo.

Haciendo yoga se corrigen desequilibrios postu-
rales, se mejora la flexibilidad, se combate el estrés, la
depresión, la ansiedad y el insomnio.

Al poco tiempo de empezar a practicar yoga, co- menzamos
a experimentar grandes y positivos cam- bios. No solo físicos;
nuestro ritmo vital empieza a calmarse, nuestro cuerpo a estar
en reposo, cambia hasta nuestra forma de comer, ser y estar. Se
produce un cambio mágico en nosotros.

MEDITACIÓN

La meditación tiene como objetivo redirigir nuestra mente
para que actuemos de manera útil y positiva, de manera que las
Leyes Universales ins- piren todas nuestras actividades.

En la meditación no hay nada misterioso. Siempre

estamos meditando porque siempre estamos pensan- do, pero
no siempre de manera útil para nosotros.

Desde hace dos años yo medito a diario 30 o 45 minutos
y los beneficios de esto han sido enormes para mí, dicen que
hay un momento en nuestras vidas, que por lo general ocurre
cuando tocamos fondo (en mi caso la última crisis de mi enfermedad hace cuatro años) en el que realmente reaccionamos y

aplicamos de manera firme los correctivos para así tomar las riendas de nuestra vida de nuevo y crecer como personas.

Es en ese momento cuando podemos encontrar la magia que todos llevamos dentro y vibrar con ella. La meditación hizo posible que yo encontrara esa magia que tenía adentro y que desconocía hasta ese minuto, con la meditación tomé el control de mi mente y he logrado muchos "milagros", simplemente con pensar y crear atmósferas propicias para ello, simplemente porque creo en lo que deseo.

Les contaré otra anécdota y después de ello, uste- des juzgaran si no fue un milagro que logré atraer a mi vida en mis horas de meditación y no soy "bruja", solamente he aprendido que no hay nada imposible en esta vida.

El milagro

Sabía que tenía que ordenar bien mis ideas e investigar mucho para poder lograr mi rehabilitación física además de mi alimentación, así que partí con lo que consideré era primordial para mí, esto fue la kinesiología, el problema de movilidad es lo que más nos preocupa a los pacientes con Esclerosis Múltiple,

lo extraño, es que la gran mayoría de las terapias rehabilitadoras se centran en la fisioterapia y el de- sarrollo de la musculatura y nuestro verdadero problema reside en el sistema nervioso central, por lo que la verdadera solución parte por enseñar de nuevo a nuestro cerebro (que a veces es terco como ninguno), técnicas que despierten las conexiones neuronales.

Lo primero que tuve que hacerme fue una electromiografía, nombre que suena bastante inte- resante, pero que a la hora de la verdad corresponde a una especie de tortura medioeval, de esas que uno cree que ya no existen, en donde al pobre paciente (en este caso yo), le clavan en la pierna varias agujas enormes y hacen pasar corriente a través de ellas.

Es decir, en palabras sencillas, cuando el músculo se encuentra en reposo no se registra ninguna acti- vidad, pero

si se lleva a cabo una contracción se visualizará en el osciloscopio un reducido número de potenciales de unidad motora. En el 2010 escuché hablar de un maravilloso dispositivo, el walkaide de www.walkaide.com HYPERLINK "http://www.walkaide.com/" o el L300 de www.bioness.com HYPERLINK "http://www.bioness.com/" que se coloca con un velcro debajo de la rodilla y emite un estimulo eléctrico para que el "drop foot" o sea el pie caído como el mío, lo reciba y se levante del piso, permitiendo la marcha. El único problema era su costo pues oscilaba entre USD 6.200 y USD11.000, así que por más que sonara tentador era para mí imposible colocármelo
en ese momento.

¿Pero recuerdan lo que Paulo Coelho dice?

Que si deseamos algo de todo corazón el universo conspirará para que logremos nuestro objetivo?

En estos últimos años me he convencido que todo lo que nosotros estamos buscando, también nos busca a nosotros y si simplemente esperamos pacientemente nos encontrará.

A comienzos del 2012, recibí una llamada telefóni- ca y del otro lado del auricular me hablaba una voz de un señor que me decía: "¿Con quién hablo?".

Normalmente no contesto esa pregunta, pues me da susto que estén averiguando información de la que se puede derivar un robo, pero por alguna razón que aún no me explico, contesté tímidamente:

—"Diana, ¿yo con quién hablo?".

Y del otro lado de la línea telefónica contestaron:

—"Hablas con José Márquez, mira te estoy lla- mando pues necesito tus datos para hacerte una transferencia electrónica".

Ahí si quedé muerta de susto y despistada y le preguntó:

—"Perdona pero no entiendo nada, no te conozco y no sé de qué rayos me estás hablando".

—"No te preocupes me dijo, estoy con alguien que

tú conoces, se llama Laura y ya te la voy a pasar".

En esos minutos sí que me confundí aún más, pensé que era mi hija Laura pues el señor tenía como acento Colombiano, pero la verdad no entendía nada.

Así que esperé a que pasara la Laura que me decía, que no era mi hija, era Laura Villegas una amiga Colombiana.

Estoy convencida que a veces existen cadenas de acontecimientos que llegan a nosotros cuando deben llegar, en el minuto preciso y por la razón adecuada para que lleguen:

En el 2011, Laura Villegas nos ofreció visita con su mamá y hermana para fin de año acá en Chile, así que las invitamos a que pasaran el 31 con nosotros, aunque yo ya les había contado como estaba creo que no esperaron verme tan impedida y creo que les impactó un poco.

Les regalé mi libro "Batallando un imposible" y al día siguiente me llamaron a decir que ya lo habían leído y les había impactado muchísimo. Bueno partieron con todo y libro de regreso a Colombia y Laura le contó a su jefe quien resultó ser ese miste- rioso José Marquez quien con un corazón enorme, quiso ayudarme en mi rehabilitación.

Así que el aparato maravilloso, ese computa- dorcito que envía el impulso eléctrico a mi pierna "pichuca" para que hiciera caso y se moviera podía hacerse realidad.

El trabajo que aún no sabía hacer mi cerebro iba a ser realizado por él, al menos eso era lo que yo creía en ese momento.

Pero a veces lograr lo que queremos no es tan sencillo y por más que tenía grandes expectativas con él mi ilusión se desvaneció cuando me dejaron uno en demostración y mi pierna "pichuca" por más estímulo del aparato no funcionaba, parecía permanecer "ciega, sorda y muda" ante cualquier estímulo.

Así que pronto me di cuenta que había cosas aun más importantes que el famoso aparato, el cual hasta este momento había sido simplemente una muy costosa ilusión y la plata que me llegó de Colombia, la ocupé en cosas mucho más valiosas para mi recu- peración.

Entre los ítems que anoté en una libreta como importantes estaba el de entrar y salir de la tina en el baño, lo cual era una tarea de titanes, pues tenía que hacer toda clase de contorsiones para lograrlo y ello implicaba un riesgo enorme de caída, así que decidimos destinar parte de esa plata para remodelar el baño, colocar una ducha a cambio de una tina y adecuarlo con las ayudas indicadas para un minusválido.

También comprar como parte de mi recuperación, unas barras paralelas, las cuales fueron las que día a día hicieron posible que recuperara mi marcha y por último comprar un aire acondicionado para ayudar a refrescarme en el calor del verano.

Bueno, como dije antes, el balón está del lado de la cancha de ustedes, juzguen si son o no posibles los milagros cuando creemos en ellos.

Si creemos en soluciones, encontraremos solu- ciones, si creemos en respuestas, encontraremos res- puestas.

Diferente es el caso cuando estamos convencidos que tenemos problemas insolubles, pues como res- puesta a ello encontraremos problemas insolubles.

Joseph Murphy en su libro "El miedo y las preocupaciones", explica con claridad qué es la me- ditación y cómo alcanzar un estado meditativo para redirigir nuestra mente y encontrar respuestas.

El dice que meditas cuando piensas de manera concentrada en algo, si tus pensamientos determinan tu destino, entonces la meditación determina tu des- tino.

Hay personas que meditan sobre cosas negativas como la mala salud, malas decisiones tomadas, la

precaria situación económica... como prestan tanta atención a esos pensamientos, estos penetran en sus mentes subconscientes magnificadas, llenas de carga emocional y finalmente terminan manifestándose engrandecidos en su vida cotidiana.

Para obtener respuestas meditando primero debes saber qué es lo quieres solucionar realmente. Esto parece obvio pero a veces tenemos tal cantidad de ideas en la cabeza que no nos centramos en nin-guna o no analizamos qué es lo que en realidad queremos. Comenzamos a pensar en la tarea que no hemos hecho, en el pago que nos faltó realizar, en la llamada que no podemos olvidar y miles de cosas superfluas, que desvían nuestra atención. Todo ello debemos dejarlo pasar, como si fuera una película y nosotros fuéramos simplemente un espectador, sin involucrarnos.

Una vez que sepamos lo que queremos solucionar, no es suficiente con hacer afirmaciones mecánicas y repetir como una "lora", por ejemplo, si queremos recuperar la salud, no basta con decir: "Me voy a mejorar o ya me mejoré".

Hay algo mucho más importante, hay que "creer" de corazón que vamos a lograrlo.

Es esta convicción, lo que nos dará la carga emocional suficiente para penetrar en nuestro sub- consciente y lograr lo que queremos.

Otras formas por las que alteramos nuestro PH.

Recordando que no solo la alimentación puede alterar nuestro PH: "La enfermedad también es consecuencia de una acidificación sanguínea y acido- sis de los tejidos que puede ser producida por el estrés y pensamientos negativos".

El stress y la paz interior

Yo seguí aplicando a mi vida diaria las enseñan- zas yoguis y me considero muy afortunada pues conté con dos seres maravillosos que estuvieron siempre muy cerca y pendientes de mi, mis amigas Jai Gopal Kaur y Ravi Kaur (mis nexos con el fascinante mundo del yoga), dándome soporte y consejo.

Mantener nuestra mente bien es muy importante y para ello a veces es muy necesario romper con nuestra rutina, escojan algún amigo con el que puedan salir a tomar un café, ir a ver una película o ir de paseo.

Chopra dice que "simplemente concentrándose en la fuente de dolor, se puede iniciar el proceso de cura, ya que el cuerpo envía naturalmente energía a donde quiera que se enfoque la atención".

"Si tienes pensamientos alegres, haces moléculas alegres".

Toda enfermedad genera un estado emotivo diferente y la carga de stress tiene que lograr manejarse, de lo contrario por más dietas que hagamos, vamos a estar siempre en un laberinto sin salida.

El siguiente paso en este rompecabezas era buscar los alimentos que me ayudarían a combatir el stress y a mi cerebro en su recuperación.

Lo primero era recordar que el Cortisol, liberado por el estrés produce principalmente 3 efectos negativos:

• Interrumpe la provisión de la única fuente de combustible para el cerebro, la glucosa.

• Obstaculiza la actividad de los neurotrans- misores.
• Provoca la muerte de las neuronas al formar moléculas de radicales libres.

Una terapia nutricional correcta contrarresta esos tres efectos destructores:

·Restablece y estabiliza provisión de glucosa del cerebro,
• Nutre los neurotransmisores,
• Protege a las neuronas de los radicales libres y las provee del material constructivo que necesitan para funcionar bien, ayudando al cerebro a crear nuevas dendritas y formar nuevas conexiones sinápticas.
• Repara los daños causados por un terrible des- tructor del cerebro: la mala circulación sanguínea.

Uno de los minerales que más se agota es el mag- nesio, un mineral calmante, que en su deficiencia nos deja más vulnerables al estrés. Nunca se olviden del magnesio, desde que yo lo incluí en mi dieta me sentí mucho mejor !!

También se agotan las vitaminas antioxidantes C y E, que protegen al cerebro de los radicales libres.

El estrés aumenta necesidad de proteínas y de hidratos de carbono.

Acelera el metabolismo y aumenta la necesidad de ingerir proteínas parciales (aminoácidos) que se utilizan en gran cantidad en las actividades neuro- lógicas.

Tiempo para uno mismo – la clave del equi- librio.

Todos (yo me incluyo en esta afirmación que voy a hacer) nos hemos vuelto esclavos del tiempo, desde niños se nos enseña a estar en función de las horas y los minutos, tenemos que correr para llegar a tiempo al colegio, al trabajo, y nos hemos vuelto unas especies de máquinas que simplemente corren de aquí para allá, sin un solo minuto o segundo para nosotros mismos.

Creo que la lección de vida que me ha dado la Esclerosis Múltiple, a raíz de que forzosamente tuve que bajar mi ritmo de vida y permanecer más tiempo en casa es que me estaba volviendo un "autómata" de esas que no tenían ni un segundo para estar en paz consigo misma.

Cuando somos adultos nos dejamos envolver en "oficios" que seguramente nos hacen "importantes" pero que desafortunadamente hacen que sacrifi- quemos ese equilibrio con el que nacimos y que es el que, en última instancia, determina nuestra propia salud.

Aceptamos cargos de presidencias de juntas, jugamos a ser grandes ejecutivos de empresas, de esos que no se despegan de su propio celular, su palm o su I phone y perdemos toda nuestra intimidad, pues debemos estar 100% disponibles para quien nos requiera todos los días de la semana.

Mi padre fue muy sabio en ese sentido, creó su propio mundo en casa donde tenía tiempo para sus hobbies y para sí mismo y cuando le preguntaban sus amigos acerca de por qué no crecía su pequeña

industria de alimentos, respondía sin dudarlo un segundo, que así vivía feliz que una pequeña in- dustria le iba a traer pequeños problemas y que una gran industria seguramente le iba a traer más renombre y dinero, pero muy seguramente también grandes problemas y sacrificio de su propio tiempo. Era su filosofía de vida, muchos no la compartíamos en ese momento, pero ahora que lo miro, siempre tuvo tiempo para sus aeromodelos, su radio, su taller y su pesca... ¿Qué más podía haber querido?

Tiempo para uno.

Tiempo para nuestros hijos, nuestros padres,
tiempo para la familia y los amigos.

Tiempo para relajarse de la rutina cotidiana, del
estrés y las preocupaciones.

Tiempo para salir a nuestro jardín, para leer un libro, para escuchar música o realizar nuestros pasa- tiempos preferidos y lo más importante tiempo para crear salud.

Nuestros seres queridos, se nos crecen, envejecen y no nos damos cuenta, pero al final ya no podemos devolver el tiempo.

Vivimos corriendo de un lado a otro, siempre obligados a cumplir horarios. La casa perfecta, los niños de foto, 24/7 en el trabajo o el estudio.

Tal vez deberíamos recordar de vez en cuando que no somos máquinas. Respetar nuestros tiempos, nuestro espacio y nuestra necesidad esencial para sentirnos bien y seguir desempeñándonos con sa- lud.

La salud se nos puede ir mientras pestañeamos

y vivimos de "convención" en "convención " o de "junta" en "junta".

La mayoría de las veces, el trabajo nos tiene "hipnotizados", tanto sí que muchos utilizan el tiempo de la comida y descanso para continuar ha- blando de asuntos laborales, sin apartarse aunque sea por un momento de esos temas.

Algunos llegan al extremo de ni siquiera tomarse su tiempo de descanso y comer cualquier cosa mien- tras continúan trabajando desde su celular. En casa están presentes con sus familias en cuerpo pero no en alma.

Tenemos la sensación de que el tiempo no alcanza, debemos realizar muchas actividades en poco tiempo y cumplir con todos los compromisos en que nos hemos metido. Esto provoca un estado de tensión constante, nos provoca ansiedad, nerviosismo y agresividad.

¿Qué salud puede aguantar esto?

Cuántas enfermedades de hoy en día son conse- cuencia directa?

Estamos dejando de darnos un tiempo para nosotros mismos, para crear salud, sustituyendo nuestros roles por un "deber ser", "hay que" o un "tienes que" lleno de exigencias sociales y econó- micas.

¿Por qué no darnos un tiempo para realizar aque- llo que nos procura placer y equilibrio?

¿Por qué no empleamos nuestro tiempo a des- cansar, reflexionar o simplemente para no hacer nada y estar con los seres a quienes más queremos?

Pasar un tiempo con el sonido del silencio, conocer nuestro cuerpo, dar gracias al Universo porque cada

una de nuestras partes (corazón, hígado, pulmones etc) hace posible que sigamos vivos y con salud.

Hoy miro con otros lentes la vida y no me que- da sino estar agradecida con mi experiencia, he aprendido muchas leccio- nes en estos años, pero tal vez la más importante se relaciona con este estado de paz y tranquilidad que aprendí a generar para mí misma, el tiempo que paso observando el silencio, tiempo para mí, tiempo para generar salud, realizar las cosas que me gustan, mi huerta, la fotografía, escribir libros infantiles o simplemente para meditar y reflexionar.

En la medida en que nos demos más tiempo para nosotros mismos evitaremos el riesgo de padecer algún problema de salud.

· MI RECUPERACIÓN

Buscando soporte en la medicina tradicional China.

Por alguna de esas razones misteriosas de la vida, me dio por investigar sobre la medicina China y lo primero que encontré y me hizo mucho bien fue este proverbio chino que dice que la prosperidad depende de tres factores:

- En primer lugar el destino y la suerte con las que una persona haya nacido.
- En segundo lugar el esfuerzo.
- Por último, el Feng Shui.

Es decir, en la consecución de metas se requiere mucho esfuerzo y parte de suerte, pero influye algo muy importante, un entorno armonioso o buen "Feng Shui", lo mismo que ocurre en nuestro entorno ocurre en nosotros mismos y hasta que no nos demos el tiempo necesario para perdonar y aceptar todo aquello que nos produce ira, rencor y tristeza, no estaremos "limpiando" nuestro propio cuerpo, por consiguiente no vamos a poder conseguir nuestra sanación. Para ello se necesita tener todas las fuerzas equilibradas y armoniosas.

"Los iguales se atraen. Limítate a ser quien eres: sereno, transpa-

rente y brillante. Cuando irradiamos lo que somos, cuando solo hacemos lo que deseamos hacer, esto aparta automáticamente a quienes nada tienen que aprender de nosotros y atrae a quienes sí tienen algo que aprender y también algo que enseñarnos.

"Richard Bach

El Qi

Siguiendo por este mismo camino, los Chinos hablan del famoso Qi (pronunciado Chi) que es aquella energía o impulso que hace que todo en el planeta funcione y realice su labor.

En un ser humano, el Qi, es la energía necesaria para llevar a cabo todas las funciones vitales del organismo. Según la medicina tradicional China existen distintos tipos de Qi en el ser humano, el que controla la parte energética que tenemos heredada, el que potenciamos con nuestro sistema de vida, etc. Para lograr potenciar nuestro Qi debemos tener un estilo de vida armonioso y ello implica mente, cuerpo y alma.

El Qi global de cada ser humano se encuentra conectado con el entorno en el que se encuentra. De tal modo que se produce una comunicación e intercambio recíproco de energía.

Cuando estamos sanos y alegres transmitimos Qi positivo a todo y todos los que nos rodean. Es por ello que a veces nos da gusto estar con una persona positiva o por el contrario, nos deprime alguien pesimista o negativo. Una persona negativa nos aportará una sensación de malestar y enfermedad.

De la misma forma y creo que a todos nos ha pasado, un hogar con un Qi nocivo (Sha Qi) afectará nuestra salud.

Yo decidí alejarme de todos los Qi negativos que estaban alrededor mío y buscar personas y lugares con un alto Qi, que me aportaran sensación de plenitud y bienestar.

Yin-Yang.

Los conceptos de:

Yin (la oscuridad, el frío, el invierno, lo femenino,

la noche, etc.).

Yang (la luz, el calor, el verano, lo masculino, el día, etc.) están fuertemente arraigados en la filosofía taoísta.

Representan la dualidad de las cosas, pero además, están siempre profundamente interrelacionados, de tal modo que, no puede existir el uno sin el otro, el exceso de uno generará la falta o debilidad del otro. "En un ciclo diurno, podemos expresar que el día es Yang y que la noche es Yin. Sin embargo, la transición de uno a otro no pasa de modo brusco sino que a partir del mediodía, el Yang va debilitándose, incrementando el Yin, siendo máxima esta expresión en el atardecer. Con la llegada de la noche, el Yin es máximo pero con el paso de la madrugada, el Yang va incrementando hasta que supera al Yin en el amanecer".

Esto es lo que los Chinos llaman la relación e intercambio mutuo y se basa en el equilibrio de los contrarios.

Hagamos una simple prueba:

Si en nuestro hogar el ambiente es demasiado Yin se tenderá a la falta de comunicación, nuestros hijos serán introspectivos y callados, por el contrario si es demasiado Yang, se fomentará el ser extrovertido, niños inquietos y ruidosos.

En la Medicina Tradicional China se da mucha importancia al grupo de órganos llamados Zang Fu, constituido por cinco grupos, que coinciden con los cinco elementos.

Por ejemplo, el grupo correspondiente al elemento agua, está formado por los riñones (Yin) y la vejiga (Yang). Estos órganos y su sistema de meridianos asociados pueden dañarse por desequilibrios emo- cionales (exceso de miedo), exceso de alimentos sala- dos, exceso de vida nocturna o no descansar suficientemente en invierno.

El sistema de los cinco elementos Chino se de- terminó después de observar la realidad y sus co- rrespondencias directas al ser humano (que a veces pasan desapercibidas para nosotros).

Por ejemplo, observaron que un desequilibrio en los riñones está relacionado con problemas de temor o miedo. Para nosotros los Occidentales puede sonar medio fantasioso, pero siendo un sistema que lleva miles de años con resultados positivos a quienes las practican creo que vale la pena no pasarlo por alto.

"Los sabios siguen las leyes de la naturaleza y por lo tanto sus cuerpos están libres de enfermedades extrañas"

Medicina China.

La relación entre las cuatro estaciones del año con el yin y el yang es la base de todo en la creación. Los sabios nutren su yang en la primavera y el verano y su yin en otoño e invierno. De esta forma están unificados con el todo en la creación.

Para los Chinos, las estaciones tienen un profun- do efecto cíclico en el ser humano, que estamos influ- enciados por los cambios climáticos y que por lo mismo la regla más importante es vivir en armonía con ellos.

La armonía con las estaciones ocurre de manera natural e instintiva en una persona equilibrada, desa- fortunadamente la mayoría de las personas, hemos perdido este conocimiento instintivo, pero podemos reeducar nuestra mente para ello, si le dedicamos un poco de tiempo y quietud interior.

De la misma forma una debilidad que tengamos presente en una estación, puede manifestarse en la siguiente. Es lo que los Chinos llaman Ciclos de control o de destrucción. Un ciclo es el proceso me- diante el cual varios elementos se equilibran entre sí, por lo mismo un ciclo de control mal manejado, puede convertirse en un ciclo de destrucción.

Por ejemplo los riñones cuando están en equilibrio protegen al corazón, su yin (fluido) se distribuye a través del cuerpo y lo protegen contra una inflama- ción, pero si estos riñones causan retención excesiva de fluidos, lo que pueden es debilitar nuestro cora- zón.

Y ésta es la parte que más me gusta:

Si observamos el sabor de los alimentos podremos dimensionar y valorar las acciones terapéuticas de estos en nuestro camino de sanación.

Debemos por ello aprender a conocer los sabores en términos de su naturaleza térmica (calor/frio) todas sus propiedades humectantes, secantes, astringentes, purgantes, antibióticas, etc., y lo que es más importante, a qué parte del cuerpo estos sabores se dirigen y ayu- dan a sanar o restablecer su equilibrio:

- El sabor agrio entra al hígado y a la vesícula biliar.
- El sabor amargo entra al corazón y al intestino delgado.
- El sabor dulce entra al bazo-páncreas y al estó-mago.
- El sabor pungente (picante) entra a los pulmones y al intestino grueso.
- El sabor salado entra a los riñones y a la vejiga.

En la dieta de una persona sana, estos sabores deben equilibrarse predominando el sabor dulce, por- que el elemento Tierra y su sabor correspondiente (el dulzor) son el aspecto más importante de nuestro cuerpo y su nutrición.

Este sabor dulce del que hablan los Chinos, no hace referencia al azúcar, sino más bien al sabor primario de la mayoría de los granos, verduras, olea- ginosas, leguminosas, semillas y frutas.

Los sabores crean armonía y encauzan a la perso- na con las inevitables variaciones de las estaciones del año.

Los sabores.

- **Pungente, picante, condimentado y aromá- tico:** Es un sabor Yang, expansivo, estimula la circu-

lación de energía y la sangre, estimula la digestión y ofrece protección contra resfríos.

• **Salado**: Tiene un efecto enfriador Yin, tiende a mover la energía hacia el interior del cuerpo tiene cualidades para "centrarnos", nos ancla , mejora la digestión, desintoxica el cuerpo, ablanda los quistes y evita el estreñimiento. Importante recordar que estamos hablando de sabor salado, no de sal común.

• **Agrio**: Tiene una cualidad Yin enfriadora, causa contracción y tiene un efecto astringente, absorbente se usa para revertir la pérdida anormal de fluidos (orina) y de energía y para fortalecer los tejidos. Contrarresta efectos de alimentos pesados y ayuda a fortalecer los pulmones.

• **Amargo**: Tiene un efecto enfriador, Yin, causa contracción y estimula a que la energía del cuerpo descienda, seca fluidos. Es útil en casos de inflamaciones, infecciones y condiciones con humedad excesiva, tam-bién para el estreñimiento.

• **Dulce**: Este sabor Yang se subdivide en dos: máximo y mínimo.

Máximo es tonificador, fortalecedor y mínimo más purificador y enfriador (frutas).

El dulce es un sabor relajante (cuerpo, nervios y cerebro), desacelerante y actual fortaleciendo debili- dades y deficiencias en general.

Volviendo a ese conocimiento instintivo del que hablan los Chinos, sería bueno que nosotros los humanos recordáramos lo dicho en el punto ante- rior, sobre el comportamiento de los animales pues podríamos aprender mucho de ellos si estamos buscando nuestra sanación.

La que les está escribiendo, o sea yo, pasó largas horas en su jardín observando los pequeños animalitos que llegaban a su jardín, las relaciones entre estos y sus crías y pude observar cosas tan simples como la tranquilidad de los polluelos al observar a sus padres y el instinto fascinante de éstos para reconocer el alimento apropiado, el Universo en que vivimos, es maravilloso, lo único que tenemos que recordar es que si damos a éste tranquilidad y armonía, eso recibiremos de vuelta, necesitamos tiempo para nosotros mismos para observar cosas tan simples como éstas, que nos dan equilibrio y paz.

- **PASOS PARA LOGRAR REVERTIR LOS**

  SINTOMAS DE MI ENFERMEDAD

PASO 1: Incluir en la dieta los batidos de verdu- ras y muchas, muchas verduras, verdes, de colores y con contenido de azufre.

Buscando como incrementar mi ph alcalino, en- contré una especie de batido matutino elaborado con zumo de verduras para que los micro-nutrientes ingresen al organismo de forma inminente y además su poder alcalinizante ayude a limpiar nuestro orga- nismo y nos proporcione fuerza y vitalidad.

Comencé por los más tradicionales como:

Manzana, zanahoria, pepino y betarraga. Manzana, zanahoria, pimentón y pepino. Manzana, zanahoria, pepino y apio.

Manzana, espinaca, betarraga y apio.

Apio, perejil, pepino y zanahoria.

- **El apio** es un tónico cerebral y el sodio que contiene

neutraliza los ácidos del cuerpo, tiene alto contenido de silicio y por eso renueva las coyunturas, huesos, arterias.

- **Las remolachas o betarragas** son muy buenas para la eliminación por su naturaleza laxativa.

- **El cohombro o pepino** es un alimento refrescante, contrarresta toxinas y limpia la sangre.

- **La zanahoria** es beneficia a los pulmones, me- jora las funciones del hígado, estimula la eliminación de desperdicios, es diurética, disuelve acumulaciones como cálculos o tumores es alcalina y despeja la acidez.

Pero hay millones de mezclas posibles, lo impor- tante es incluir al menos tres vegetales, preferiblemen- te dos verdes y uno de color, combinados siempre con una manzana.

- Las manzanas son un alimento alcalino, tienen la propiedad de que el cuerpo absorba el hierro de otros alimentos, suministra vitaminas en abundancia. Vitamina C para el sistema inmune, previene enfermedades cardiovasculares, es baja en calorías, previene el cáncer. Por algo existe un proverbio en inglés que dice:

"An Apple a day keeps the doctor away". "Una manzana al día te mantendrá alejado del médico".

Colocado este "brebaje" en una linda copa o vaso aparecen mezclas de bellos colores y muy agra- dables al paladar, lo único es que hay que tomarlo preferiblemente recién hecho pues si se guarda unos días, corremos el riesgo de obtener cidra o "chicha" y de seguro no se mantendrá en condiciones óptimas para corregir nuestro ph.

Tabla N° 1

ENFERMEDAD	JUGO DE
Anemia	Perejil y moras, uvas y perejil.
Artritis	apio y perejil
Asma	apio y papaya, apio, endibia y zanahoria.
Bronquitis	limón con miel
Cálculos biliares	remolacha y rábano
Catarros y resfriados	jugo de berros y manzana
Corazón	zanahoria y piña con miel
Diarrea	zanahoria y mora
Dientes	perejil y apio con hojas de col
Enfermedades de la sangre	mora, cereza negra o perejil
Enfermedades de la vejiga	apio y granada
Estreñimiento	espinaca y toronja
Exceso de peso	perejil y apio
Fiebre, gota y artritis	perejil y apio
Higado	rábano y piña
Ictericia	tomate y chucrut
Indigestión	perejil y zanahoria
Infecciones	zanahoria y mora
Insomnio	lechuga y apio
Mala circulación	remolacha y mora
Mala memoria	apio y zanahoria
Neuralgia	cohombro, endibia y piña
Pelo	Cereza
Presión sanguínea alta	zanahoria, perejil y apio
Presión sanguínea baja	ají pimiento y ajo
Problemas de piel	cohombro, endibia y piña
Raquitismo	diente de león y naranja
Riñones	apio, perejil y espárragos
Sinusitis	limón y rábano
Tensiión nerviosa	apio, zanahoria y ciruelas pasas
Tiroides	almejas con apio

Cócteles de salud para trastornos comunes- Bernard Jensen.

Las frutas y verduras nos proporcionan cantida- des notables de nutrientes que no están presentes en la dieta habitual o de los que existen importantes deficiencias como es el caso de las vitaminas C, B9 (ácido fólico) y el betacaroteno, así como algunos minerales como el calcio, el magnesio y el hierro.

Micronutrientes que nos aseguran un óptimo fun- cionamiento cerebral (hierro y vitaminas C y B9), que desempeñan un papel destacado en la construcción y el mantenimiento de nuestros huesos (calcio, mag- nesio y vitamina C) o que tienen una importante acción antioxidante (vitaminas C y B9).

Bueno, otra ventaja terapéutica de los vegetales es que son alcalinizantes de manera que favorecen el equilibrio de nues- tro pH y facilitan la capacidad de las células tanto para absor- ber nutrientes del flujo sanguíneo como para excretar desechos metabólicos, aumentando así la capacidad desintoxicadora de nues- tro cuerpo.

Tomar zumos de verduras a diario, como com- plemento de la dieta nos ayudará a asimilar el resto de los alimentos gracias a su gran contenido en enzimas, que contribuyen a la transfor- mación y pro- ceso metabólico de los alimentos.

Las enzimas que contienen las frutas y verduras se destru- yen con el calor de la cocción, este dato es de vital importancia a la hora de consumir zumos, además el alto contenido en agua de estos alimentos (que puede llegar hasta el 90%) es en su to- talidad "orgánica" y, por ello, resulta más sana.

Los zumos tienen propiedades diuréticas, al- calinizantes, antioxidantes, remineralizantes y toni- ficantes, las frutas po- seen cualidades desintoxicantes,

previenen el cáncer, regulan el tracto intestinal y evitan las en- fermedades cardiovasculares.

Comencé a desintoxicarme, a tomar extraños jugos de colo- res, tres veces al día. Poco a poco mi cuerpo se acostumbraba a ellos y poco a poco comencé a notar que mi enfermedad co- menzó a revertir su deterioro. Asímismo comencé a consumir muchas verduras, de verdad me refiero a MUCHAS.

Siempre he consumido ensaladas, me gustan, pero la verdad nunca supe que debería incluir en ellas para que me aportaran las enzimas y vitaminas necesarias para revertir mi enferme- dad.

En las charlas que dicta la Doctora Wahls, estos son los "tips" que propone para armar una buena ensalada y comer a diario:

- 3 tazas de verduras verdes las cuales contienen vitaminas B, A, C, K para mantener vasos sanguíneos y huesos sanos porque son ricas en minerales co- ayudantes de cientos de enzimas necesarias en nues- tros cuerpos.

- 3 tazas de verduras ricas en Sulfuro, las cuales sirven para remover toxinas (repollo, brócoli, cebollas, espárragos y coliflor).

- 2 tazas de vegetales de colores ricos en flavonoides y polifenoles, los cuales sirven de ali- mento a las mitocondrias y además ayudan a remover toxinas. (zanahorias, pimentones, frutas, repollo morado, betarraga, frambuesas, moras, arándanos y cranberry).

PASO 2: Las leches vegetales.

Sabía que me estaba haciendo falta algún elemen- to que fuera altamente nutritivo, que incorporara a mi organismo energía y es por ello que llegué a incluir en mi dieta las leches vegetales, pues además de su valor nutricional, son económicas, con bajo contenido calórico y de fácil digestión, ayudan a contrarrestar los efectos de la vida moderna y los largos períodos de inactividad física.

Compré una maquinita para procesar estas leches a partir de soya, almendras y otros granos y mi vida se hizo mucho más fácil.

Las personas que han dejado de tomar leche de vaca porque les causa alergia o problemas diges- tivos han reemplazado éstas por las bebidas que se elaboran consemillas, como una magníficaalternativa alimenticia, que aporta gran cantidad de nutrientes. Su uso es el mismo que el de la leche de vaca, se pueden tomar solas, con café, cereales y también elaborar a partir de estos subproductos como el tofu o yogurt.

Lo cierto es que nadie ha sido decepcionado por estos derivados de legumbres o "jugos de fríjol", como dice mi hijo Juan Pablo. La (soya), los frutos secos (almendras o avellanas) o los cereales (arroz, cebada, avena), son refrescantes y, ante todo, tienen un alto contenido de vitaminas, minerales, aminoácidos, ácidos grasos y otras sustancias es factor que mejora la actividad mental, contribuyen al funcionamiento de los sistemas circulatorio y nervioso, y fortalecen las defensas del organismo.

Aunque mis "hombrecitos" se rían aún de mí y

me digan que yo no tomo leche sino jugos de color blanco, esos jugos han sido milagrosos.

¿Pero cuáles son sus ventajas y beneficios?

Al carecer de lactosa, las leches vegetales pueden ser una excelente alternativa, son perfectas para las personas alérgicas a las proteínas de la leche de vaca y sus componentes son fáciles de asimilar por las personas con difícil digestión.

La razón de ello es simple: distintos estudios han demostrado que la lactasa, enzima con que cuenta el organismo humano para digerir adecuadamente la leche de origen animal en sus primeros años de vida, reduce su producción entre el año y medio y los cuatro años de edad, pudiendo ser su déficit una de las principales causas de intolerancia a la lactosa y alergia, pero también de indigestión durante la adolescencia, edad adulta y vejez.

Las leches vegetales contienen menos grasas y son más sanas. Por ejemplo, la cantidad de grasas de las leches de soja, avena y almendras es similar a la de la semidescremada de vaca. La leche de arroz equivale a la de la leche de vaca descremada.

Pero la gran ventaja es su calidad. Mientras que más de la mitad de las grasas de la leche de vaca son saturadas, las vegetales contienen una parte mínima de estos lípidos nocivos. La mayoría de sus grasas son beneficias para la salud cardiovascular.

	De soja	De avena	De arroz	De almendras	De vaca entera
Calorias	45 g	40	49	310	66
Proteinas	3,6 g	1 g	0,1 g	4,8 g	4,1 g
Grasas	2,1 g	1,5 g	1 g	5 g	3,7 g
Hidratos de carbono	2,9 g	6 g	...	61,3 g	4 g
Fibra	1,2 g	0,05 g	...	0,8 g	0,0 g
Calcio	120 mg	45 mcg	...	65 mg	126 mg
Hierro	0,3 mg	...	...	...	0,0 mg

Análisis comparativo de las principales leches

En esencia, las leches vegetales se obtienen a través de la trituración de semillas a las cuales les agregamos agua, algún producto que mejore su sabor (miel, canela, vainilla) y otro que permita su almacenamiento por más tiempo (sal marina).

Las principales leches son:

Leche de arroz

La leche de arroz resulta de la cocción del grano, posee propiedades antidiarreicas y puede beberse o agregarse a sopas y postres.

Esta leche es una bebida muy ligera, tiene un sabor dulce, contiene poco calcio y alrededor de la mitad de las calorías de las leches de soja, avena y almendras.

En su elaboración puede utilizarse un poco de aceite vegetal (almendras), como saborizante, y sal marina como conservador natural.

Leche de cebada

Se elabora a partir del un cereal Ayuda a reducir el colesterol perjudicial, contiene sustancias anti cancerígenas. La cebada es un cereal de alto valor nutritivo pues aporta proteínas, azúcares, calcio, fósforo, hierro y vitamina B.

Al igual que la leche de arroz, tiene propiedades para controlar la diarrea, ayuda a eliminar la sed y previene la deshidratación. Su sabor es mucho mejor cuando se toma fría.

Leche de almendras

A mí es la que más me gusta, es muy digestiva y no produce fermentaciones en el intestino. Se re- comienda para los adolescentes, personas convale- cientes, madres lactantes y quienes tengan proble- mas digestivos.

Aporta vitaminas A y B5 (ácido pantoténico), además de que es rica en potasio, calcio y fósforo.

Posee gran cantidad de proteínas que pueden com- plementar a las de origen animal, así como alto porcentaje de fibra soluble que protege a la pared intestinal y regula la absorción de azúcares y colesterol.

Algunas leches elaboradas con avellanas y nueces tienen propiedades nutritivas similares a la de las almendras.

Leche de avena

Entre los cereales la avena es la más completa por sus cualidades energéticas, nutritivas y terapéuticas. Contiene altas concentraciones de aminoácidos esen- ciales, ácidos grasos, carbohidratos, vitaminas y mine- rales.

Al ser tan rica energéticamente, se convierte en el alimento ideal para reponer fuerzas, combatir el cansancio y somnolencia, además de resistir el estrés. Posee un delicado sabor, es ideal para quienes sufren problemas digestivos.

Leche de soja

Posee un sabor suave y dulce. Tiene propiedades similares a las de la leche de vaca, es abundante en vitaminas B y E, minerales como el calcio y hierro y es baja en grasas.

No contiene azúcar ni grasas dañinas, por lo que es alter-

nativa perfecta para personas con colesterol y presión sanguínea elevada o diabetes. Sin embargo, aquellas personas que no
digieren bien las legumbres (lenteja, garbanzo, frijol) pueden
notar que tampoco asimilan del todo esta leche vegetal y presentan inflamación abdominal y diarrea. En tal caso, es mejor
hervir esta bebida durante 10 minutos, a fuego lento, con una
pizca de sal.

Leche de avellanas

Su elaboración es sencilla, pues solo requiere de estos frutos molidos y agua.

Aporta importantes cantidades de magnesio, fósforo y calcio, por lo que es ideal para quienes requieren alimentos que
ayuden a su sistema óseo o que tienen mayor necesidad de
estos minerales.

Es también rica en vitamina B9 (ácido fólico), de gran
utilidad para evitar malformaciones en el bebé durante la ges-
tación, además de que incluye importante cantidad de fibra
soluble, la cual estimula a los intestinos y previene el estreñimiento, regula la absorción de grasas y azúcares, siendo adecuada en casos de diabetes, colesterol alto y presión arterial
elevada.

http://www.alimentacion-sana.com.ar/portal nuevo/
actualizaciones/lechevegetalpreparaciones.htm

PASO 3: LAS VITAMINAS: La Vitamina B 12 y la Vitamina D.

Recuerdo un chiste que aprendí de niña y que es la introducción perfecta para este capítulo:

—"Doctor, creo que necesito vitamina C", le dice un paciente en la consulta...

—"Está usted tan pálido que le voy a recetar todo el abecedario".

Y así es, vamos al doctor para que nos mire al- go y ténganlo por seguro que regresaremos con "algunos" medicamentos más para otras dolencias que ni sabíamos que teníamos.

No quiero volverme latera, todos conocemos a la mayoría de las vitaminas importantes y por ello solo quiero hacer una mención especial a dos de las cuales yo no tenía mucho conocimiento, por su importantísimo valor en el proceso de sanación:

La vitamina B12 y la vitamina D.

Es extraño cómo a veces nuestro cuerpo es mu- cho más sabio que nuestra misma conciencia. ¿No les ha pasado a veces que tienen predilección por un alimento o rechazo por otro?

A veces, al estar escribiendo este libro, siento como si una fuerza "mayor" una "energía" que no sé exactamente de dónde proviene, me guiara a incluir un capítulo que había pasado por alto. Bueno eso es exactamente lo que me pasó con el tema de la vitamina B12.

La vitamina B12.

¿Qué tienen estas enfermedades en común?

- Alzheimer's.
- Demencia.

- Pérdida de memoria.
- Esclerosis Múltiple y otros desordenes neurológicos.
- Depresión, ansiedad, desórdenes bipolares, psicosis.
- Cáncer.

Es muy factible que los síntomas que normalmen- te atribuimos como envejecimiento "normal" como pérdida de memoria, actividades cognitivas y pérdida de movilidad sean causadas por una falta de vitamina B12.

¿Por qué se necesita?

La vitamina B12 trabaja en la síntesis del DNA y de las células rojas de la sangre, también está implicada en la producción de la envoltura de la mie- lina alrededor de los nervios, y la conducción de los impulsos nerviosos.

Ya que nuestro cerebro y el sistema nervioso son como una gran maraña de cables y que la mielina es quien los protege y les ayuda a conducir mensajes, sería absurdo pensar en privarnos de la vitamina B12.

La deficiencia severa de B12 mucho antes de que la anemia aparezca causa varios otros problemas notorios como fatiga, letargo, debilidad, pérdida de la memoria, problemas neurológicos y psiquiátricos.

La deficiencia de vitamina B12 puede asemejar un mal diagnóstico de la Esclerosis Múltiple.

Miembro de la familia del complejo vitamínico B, también es llamada cobalamina o cianocobalamina debido a que su molécula contiene un átomo de co- balto (es la única vitamina que contiene un mineral en su composición).

Es la vitamina que se descubrió más tardíamente (1948). Aunque la cantidad de vitamina B12 que el organismo precisa es muy pequeña, este elemento es imprescindible, dada la importancia que tiene en el buen funcionamiento del mismo.

En un principio se consideró que la única función de la vitamina B12 o cobalamina era la correcta formación de los glóbulos rojos. Sin esta vitamina el

organismo, no podía absorber el hierro necesario para la formación de los glóbulos rojos, lo que producía anemia.

Posteriormente se dieron cuenta que también era importante para otras partes del cuerpo, sin ella, el cerebro, el sistema nervioso, el corazón, o nuestras defensas tampoco funcionan correctamente.

La vitamina B12 es almacenada en el hígado, desde donde el cuerpo la va tomado a medida que le resulta necesaria. (El hígado es capaz de almacenar este componente en cantidades suficientes para un periodo de 3 a 5 años). Son ciertas enzimas de la digestión las que la obtienen a partir de las proteínas de los alimentos con la participación del jugo gás- trico.

La disminución de los jugos gástricos (gastritis atrófica), algo que suele producirse habitualmente a partir de los 50 años, es responsable de la disminución de esta vitamina, lo que obliga a mantener un cui- dado especial para no caer en las enfermedades que pueden producir su deficiencia.

Las personas con Esclerosis Múltiple solemos tener bajos niveles de cobalamina, comer alimentos que la contengan mejora nuestro estado, lo que ocurre es que los alimentos que la contienen son principalmente de origen animal.

Funciones:

- Interviene en la síntesis de ADN, ARN y proteínas.
- Interviene en la formación de glóbulos rojos.
- Mantiene la vaina de mielina de las células nerviosas.

- Participa en la síntesis de neurotransmisores
- Es necesaria en la transformación de los ácidos grasos en energía.
- Ayuda a mantener la reserva energética de los músculos.
- Interviene en el buen funcionamiento del sistema

inmune.

- Necesaria para el metabolismo del acido fólico.

Los alimentos ricos en B12 son las vísceras como el hígado, los moluscos (almejas), riñones, y en gene- ral las carnes, huevos y lácteos. De los pescados po- demos nombrar el atún y las sardinas.

Fuentes de origen vegetal: en el reino vegetal, la presencia de vitamina B12 es casi nula, por lo tanto los vegetarianos presentan déficit de esta vitamina, y como consecuencia de ellos necesitan suplementar su dieta con suplementos vitamínicos.

La otra vitamina "estrella", que yo desconocía por completo, es la vitamina D.

La vitamina D

Uno de los primeros micronutrientes se descubrió hace algo más de un siglo, a raíz de investigaciones sobre la causa de enfermedades como el escorbuto, el beriberi y el raquitismo.

La vitamina D, una sustancia que ocurre espon- táneamente en solo unos pocos alimentos y que se produce en la piel cuando un material precursor interactúa con los rayos ultravioleta cortos del sol. Sin los niveles apropiados en la sangre de la vitamina D, el organismo no puede absorber ni utilizar el

calcio dietario esencial para funciones vitales tales como la señalización electroquímica entre las células cerebrales.

Cuando el calcio y el fósforo no son absorbidos debidamente por el intestino, el organismo tampoco puede desarrollar huesos fuertes. En los niños, la deficiencia de vitamina D produce la anteriormente común enfermedad de raquitismo, en los adultos, el resultado es la osteoporosis.

La vitamina D es esencial para mantener una buena salud y evitar enfermedades, no solo durante los años críticos del crecimiento durante la niñez sino durante toda la vida. Esta podría ser, "una epidemia no reconocida" entre mujeres y hombres de edad madura y mayores todos "atacados" silenciosamente por la osteoporosis..

Además de afectar el desarrollo de los huesos, la vitamina D y el calcio pueden afectar a enfermedades tan distintas como el cáncer del colon, esclerosis múl- tiple, síndrome de tensión premenstrual, psoriasis, hipertensión arterial y depresión.

Una de las razones por las cuales la vitamina D se diferencia de la gran mayoría de vitaminas, es que a diferencia de oligo-elementos como las vitaminas A, B y C, que los seres humanos podemos obtener directamente de los alimentos, la vitamina D se puede producir en el cuerpo por medio de una reacción fotosintética al exponerse la piel a la luz del sol.

Sin embargo, lo resultante es solamente una sustancia precursora que debe realizar dos transfor- maciones, primero en el hígado y luego en el riñón, para convertirse en la sustancia biológicamente activa que utiliza el organismo.

Esta forma activa de la vitamina D es una hormona, químicamente relacionada a las hormonas esteroides familiares, como las reguladoras de testosterona y estrógeno y el regulador de estrés, el cortisol.

La vitamina D inhibe el crecimiento de células capaces de destruir la mielina, bloquea la liberación de sustancias (citoquinas) proinflamatorias e in- crementa el número de células reguladoras, que bloquean la acción tóxica de las células destructoras de mielina.

Todos estos efectos protectores del sistema nervioso desaparecen ante la deficiencia de vitamina D.

PASO 4: Los germinados.

EL FANTASTICO MUNDO DE LOS GERMINA- DOS.

Incluí los germinados en mi dieta desde hace más o menos un año, porque tienen un alto perfil nutricional, el proceso de germinado hace que sus grasas y proteínas sean fácilmente digeribles y compensan la digestión incompleta propia de las enfermedades degenerativas.

Los germinados inician el flujo qi en el hígado estancado y perezoso.

¿Cómo obtenerlos?

Pensar que las semillas germinadas o brotes siendo tan pequeñitos e insignificantes sean un complemento nutricional para una alimentación cruda y saludable es increíble.

Es muy sencillo hacerlos, cuando comienza uno a experimentar, dan ganas de seguir y seguir. Para comenzar, solo necesitamos un sitio donde germinar las semillas, aunque venden germinadores para dicho propósito, lo podemos fabricar nosotros mismos.

¿Qué necesitamos?

•   Frascos de vidrio limpios a los que se les hacen orificios en la tapa o la boca del frasco puede cubrirse con una tela delgada y un elástico, para que no entren los insectos.

•   Un soporte metálico similar al que usamos para escurrir los platos, con el ángulo adecuado para que escurra el agua sobrante y no se genere moho.

•   Bandeja de plástico para recoger el agua sobrante.

2.- Las semillas, ojalá sean de cultivo biológico. 3.- Una temperatura de 17ºC – 23ºC.

4.- Después de cada ciclo de germinado, lavar bien cada frasco para que no queden restos que puedan producir moho en las nuevas semillas.

5.- Esperar a que se abran las 2 primeras hojas verdes para consumir los brotes. Así obtendremos también la clorofila.

Elaboración de los germinados

Las semillas se lavan y se colocan en el frasco con agua (tres veces su volumen).

El frasco se deja en un lugar oscuro y cálido de 10 a 12 horas para la alfalfa, de 12 a 15 horas para las lentejas y soya.

Luego se escurre el agua (la tela evitará que salgan las semillas) y se enjuagan bien con agua tibia.

Se acomodan los granos a lo largo de la pared del frasco y se vuelven a colocar en un lugar oscuro y cálido, enjuagándolos dos o tres veces los primeros días y luego una vez al día.

Cuando los brotes tienen de 2 a 3 centímetros de largo se exponen a la luz solar indirecta por espacio de unas 2 horas para que las hojas se pongan de color verde, o sea, para que se les forme la clorofila, con esto se favorece el aumento de Vitamina C y toman un sabor más agradable.

Si se desea separar las cáscaras, antes de comer los brotes, éstos se colocan en una cubeta con agua y entonces las cáscaras flotan y se recogen en la superficie, mientras que los brotes se van al fondo.

¡Los germinados están listos!

El cuidado de los germinados consiste básicamen- te en proporcionarles el drenaje adecuado (escurrir completamente el agua con que se enjuaguen) para mantenerlos solamente hú- medos, ya que mucha agua o muy poco aire crearán hongos y desechos.

Cada clase de semilla tiene diferente tiempo de germina- ción. Por ejemplo, los brotes de ajonjolí se amar- gan si se tie- nen en proceso de germinación más de dos días, es decir que deben aprovecharse a más tardar 48 horas después de haberse iniciado el remojo.

Diversos autores han recopilado las indicaciones tanto te- rapéuticas como nutricionales de los germi- nados más consu- midos y éste es un resumen de lo que indican:

• **Alfalfa:** es uno de los germinados más com- pletos y más consumidos por su agradable sabor.

Contiene vitaminas A, B, C, E y K además de calcio, magnesio, potasio, hierro, selenio y zinc y los aminoácidos más importantes. Es remineralizante y combate la fatiga y la debilidad.

• **Berro:** se le considera muy adecuado para combatir los síntomas de la fatiga primavera. Además de alcalinizar y depurar la sangre neutraliza el exceso de toxinas. También regula el metabolismo. Es rico en hierro, fósforo, manganeso, cobre, zinc, yodo, calcio y vitaminas A, B2, E y especialmente C.

• **Garbanzo:** germinados no producen gases durante la digestión. Son ricos en carbohidratos, fibra, calcio, proteínas, magnesio, potasio y vitaminas A y C.

• **Guisantes:** proporcionan clorofila, proteínas, carbohidratos, fibra, vitamina A, hierro, magnesio y potasio.

• **Lentejas:** en brotes retrasan el envejecimiento y son ricas en proteínas, vitamina C y hierro.

• **Mostaza:** es el germinado más picante. Ade- cuado para tratar trastornos digestivos como gastritis, enteritis, etc. Es rica en vitamina C, proteínas y lípidos.

• **Girasol:** ricas en proteínas, grasas insaturadas, vitaminas B y E, calcio, hierro, fósforo, potasio y magnesio.

• **Rábano:** útil para combatir digestiones pe- sadas y para calmar la tos. Contiene abundante clorofila.

• **Soja verde (judía mungo):** germinada contiene proteínas que dan lugar al aminoácido metionina, de efecto relajante. También fortalece el sistema nervioso y contribuye a rebajar el exceso de colesterol. Sus

semillas germinadas son ricas en vitaminas A, C, hierro y potasio.

• **Trigo:** germinado tiene sabor dulce. Además es rico en proteínas, magnesio, fósforo y vitaminas B y E. Previene infecciones, remineraliza, regenera las células y sirve para tratar trastornos nerviosos.

PASO CINCO: Las algas. El secreto de las

algas

Son un remedio muy valioso para tratamientos de cáncer, el kelp y otras algas contienen un amplio espectro de minerales que pueden ser muy benéficos para gente con enfermedades degenerativas, se con- sideran el alimento del futuro.

Yo me estaba perdiendo uno de los mejores pro- ductos de la naturaleza. Las algas contienen clorofila y otros elementos razón por la que su color varía, la mayor parte de estas son marinas. Bueno pues esta planta maravillosa no se contamina debido a la naturaleza de su alimentación y a sus componentes químicos.

Propiedades:

1.- Alto contenido de vitamina B-12, Vitamina E y Vitamina K (antihemorrágico), vitaminas A, y C.

2.- Son grandes bactericidas, por su contenido en polisacáridos, no absorbe contaminantes.

3.- Son energéticas.

4.- Contienen yodo, fibras, calcio, magnesio, cinc, cobre, selenio, fósforo y otros minerales más.

5.- Útiles en casos de estreñimiento por su poder laxante y otras dolencias del estómago.

6.- Contienen proteínas, fósforo, calcio, clorofila, yodo y aminoácidos esenciales.

7.- Son muy efectivas para las dietas de adel- gazamiento, tratan la obesidad moderando el apetito, su contenido de yodo actúa sobre la tiroides.

8.- Contienen abundante fibra y combate el raquitismo.

9.- Eliminan las toxinas del cuerpo y los parásitos intestinales.

10.- Ayudan en el tratamiento del hipotiroidismo y son diuréticas.

Las algas marinas existen en gran variedad, las hay azules, pardas y rojas y verdes.

Entre las de color azul hallamos la espirulina, muy eficaz

para combatir la anemia por su alta concentración de hierro.

Las de color pardo, tienen un alto contenido de hierro, potasio, azúcares y calorías, combaten la osteoporosis y la tiroides.

Las de color rojo son gelatinosas su contenido de hierro es muy alto y además tienen vitamina A. Dentro de la gran variedad de algas para el consumo humano, se encuentran las algas fucus, nori y el cochayuyo.

Esta última es la más popular en el sur del con- tinente latinoamericano por tener un generoso aporte de yodo y fibras.

Recomendaciones:

• Cuando se hierven, el caldo puede usarse para hacer sopas por su alto contenido de nutrimentos.

-No se deben cocinar mucho porque pierden su valor alimenticio.

Formas de uso de las algas

• En dulces. -En los mares de Irlanda existe una alga roja (chondrus crispis) de tamaño pequeño, pero muy difundida, su sabor es el de un crustáceo, tiene un alto contenido en fibra, vitamina A, calcio y es antibacterial, para su consumo:

Se le debe remojar unos 5 minutos y llevarlos a cocción aproximadamente 25 a 30 minutos. Com-plemento en cremas, guisos y sopas.

• Como alimento salado. - Los cochayuyos, son los más conocidos en el mar del océano pacifico al sur de América y se comen en sopas, guisos o ceviches.

También se encuentra la lechuga de mar, alga de color verduzco, laminado, se halla adherido a las rocas, su sabor es marino, su textura es bastante fina y gelatinosa, tiene un gran valor en proteínas y calcio.

Como medicina, su uso farmacológico está orientado a los anticoagulantes, en algunos países de Sudamérica, los indígenas los usan para combatir el bocio, son antitumorales, cicatrizantes, ayudan a bajar el colesterol y estabilizar la presión sanguínea.

En algunos laboratorios, se están investigando los efectos de los extractos de algas, sobre los tejidos afectados con tumores y los resultados obtenidos son positivos especialmente de las algas Macrocystis pyrifera.

Espirulina

La espirulina o spirulina merece una mención especial.

Contiene apreciables cantidades de vitamina B12, que es fundamental para las dietas vegetarianas. Asimismo, tiene un alto porcentaje de aminoácidos que forman las proteínas.

Es uno de los pocos alimentos que contienen todos los aminoácidos esenciales para formar las proteínas de buena calidad.

Tiene propiedades antioxidantes, contra la gota, para bajar de peso, anti estrés, protege contra las radiaciones nocivas de rayos x, es antirreumática o contra dolores crónicos, regenera la piel, mejora la memoria y muchos otros beneficios.

Se han realizado nuevos estudios con esta micro- alga y se ha podido identificar un pigmento conocido como Ficocianina, el cual en estudios previos demos- tró poseer efectos antiinflamatorios, antioxidantes, inmunomoduladores y neuroprotectores.

A ello suma sus propiedades antioxidantes, lo cual hace de este pigmento, un excelente aliado en la lucha contra la Esclerosis Múltiple.

PASO SEIS: Pastos de trigo y cebada.

¿Ahora si van a pensar que enloquecí verdad?, Ja ja.

Todo bien hasta ahora, las ideas sui generis de Diana, pero ¿competir con una vaca?

Pues, no se rían, tienen un valor excepcional de desintoxicación para enfermedades degenerativas, en el cáncer las crisis que se presentan durante el

proceso de sanación se aminoran, y la desintoxicación es más efectiva cuando se consume su extracto.

Estoy a punto de convertirme en vaca pero bien vale la pena intentarlo !!

Esto fue lo que les expliqué a Sergio y a mis hijos cuando me vieron sembrando y cultivando pasto una tarde que me coloqué guantes de jardinería y sombrero para el sol.

"¿Ahora, qué rayos haces?" me preguntaron... "Siembro pasto" les contesté y continué con la

labor de siembra haciéndome la boba. Es que éste no es cualquier pasto, el pasto de trigo crece a partir de la baya roja del trigo, la cual es una variedad única del trigo que contiene altos concentrados de clorofila, enzimas activas, vitaminas y otros nutrientes importantes. El pasto de trigo es un alimento vivo lleno de vitaminas y enzimas.

Una onza de jugo de pasto de trigo se puede comparar en cantidad de vitaminas, minerales y aminoácidos a las que encontraríamos en 2 ½ libras de vegetales de hoja verde.

El pasto de trigo es una de las fuentes más ricas de vitamina A, Complejo B, B-17, C, E y K. Además es una de las mejores fuentes de calcio, potasio, hierro, magnesio, fósforo, sodio, cobalto, zinc, azufre y otras 17 formas de aminoácidos y enzimas.

La clorofila es la base de la vida de las plantas, y constituye más del 70% del contenido sólido del jugo de pasto de trigo. Las moléculas de clorofila se parecen mucho a las células de los glóbulos rojos y ayudan a reconstruir el flujo sanguíneo, lo que contrarresta la anemia, reduce el riesgo de cáncer y también limpia el cuerpo.

- Es una de las más ricas fuentes de vitaminas A y C.
- Es la forma más efectiva de terapia de clorofila.
- Disminuye la presión arterial.
- La estructura molecular del pasto de trigo es muy pare-

cida a la de los glóbulos rojos, lo que aumenta la capacidad de la sangre de llevar oxígeno a cada célula de su cuerpo.

- Limpia el hígado.
- Ayuda a aliviar dolores y heridas.
- Actúa contra las toxinas metabólicas del cuer-

po.

- Ayuda a aliviar la constipación.
- Desarrolla músculos y resistencia.
- Mejora la piel y el cabello.
- Limpia y construye sangre.
- Combate enfermedades.

El pasto de trigo es considerado como una maravillosa

fuente de nutrientes. La clorofila ha demostrado ser capaz de crear una atmósfera indeseable para el desarrollo de bacterias en el cuerpo y, como resultado, aumenta la batalla de este contra las enfermedades.

El pasto de trigo es famoso como una terapia alternativa para el cáncer. Beber jugo de pasto de trigo ayuda a nuestro cuerpo a generar más glóbulos rojos, los que llevan oxígeno a cada célula.

Pensarán ¿y cómo va a hacer Diana para extraerle el jugo al pasto, verdad?

Sencillo "Somos enanos subidos en hombros de gigantes" y esta frase no puede ser más cierta, es que realmente los grandes avances e inventos de la vida moderna nos hacen más fácil vivir el día a día.

Existe una maquinita para "extraer" este jugo milagroso al trigo y no cuesta casi nada.

El pasto de trigo es conocido por su capacidad de deshacer cicatrices formadas en los pulmones y lavar los depósitos de medicinas en el cuerpo, purifica el organismo y equilibra ácidos y toxinas en el cuerpo. Ayuda a aumentar el nivel de enzimas en nuestras células, ayudando a mejorar el metabolismo de nutrientes en el cuerpo, estas enzimas ayudan a disolver tumores.

El cuerpo usa estos aminoácidos para cosas como crear tejido muscular, reparar células, y limpiar los coágulos de la sangre.

El pasto de trigo contiene 92 de los 102 minerales descubiertos en la tierra. Estos minerales incluyen calcio, fósforo, magnesio, hierro y potasio.

Tiene más vitamina C que las naranjas y el doble de vitamina A que las zanahorias y es actualmente reconocido como excelente suplemento alimenticio. Es una fuente concentrada de vitaminas, minerales, clorofila y enzimas.

Empiecen con solo una onza de pasto de trigo al día, es suficiente. Un programa terapéutico puede incluir dos o tres onzas al día.

PASO SIETE: Granos.

Los granos enteros no tienen tanta fama como otros tipos de alimentos saludables, pero lo cierto es que aportan una gran cantidad de nutrientes, vitaminas y fibra a nuestro organismo.

Pero ¿por qué es benéfico incluirlos?

• **Amaranto:** Contiene una gran cantidad de calcio, hierro, magnesio, fósforo y potasio, además de ser de los pocos granos que tienen vitamina C y el aminoácido lisina. Se puede utilizar en panes, ensaladas y sopas.

• **Cebada:** Es uno de los granos con mayor cantidad de fibra y tiene gran cantidad de antio- xidantes, vitaminas y minerales.

La cebada bien cocida (de 50 a 60 minutos) sirve para preparar avena, harina y pan de cebada.

• **Arroz Integral:** Gran fuente de vitamina E, selenio, magnesio y manganeso.

• **Alforfón o Trigo Sarraceno:** Este grano tiene un alto

contenido de zinc, cobre, manganeso y pro- teínas. También es rico en lisina.

• **Bulgur:** Este es un alimento preparado con trigo duro, que es muy apetecido en el Oriente Medio. Esta variedad es una de las que más proteínas tiene en la familia de los granos enteros.

Con solo hervirlo unos minutos, es muy bueno para preparar ensaladas y otras delicias árabes como el Tabbouleh.

• **Maíz:** Rico en antioxidantes y sobre todo aporta gran cantidad de vitamina A.

Comerlo en palomitas de maíz, tortillas, mazorca, sémola, arepas etc.

• **Mijo:** Es una semilla pequeña muy utilizada en la India y también en Rusia, el Himalaya y algunos países de América del sur. Sirve para controlar inflamaciones y diabetes.

Si se deja cocer en abundante agua sirve para preparar la cerveza, galletas, puré, gachas, roti (masa tipo tortilla).

• **Avena:** Tienen un tipo de fibra llamado beta- glucano, que es ideal para reducir el colesterol. También es rica en antioxidantes y protege a los vasos sanguíneos.

Prepara con avena galletas, hamburguesas de vegetales, harina de avena, tortas, etc.

• **Quinua:** Contiene aminoácidos esenciales, proteína de hidratos de carbono y tienen gran cantidad de potasio que ayuda a controlar la presión arterial.

Rica para hacer en risottos, sopas, avena, postres, etc.

• **Centeno:** Posee mucha fibra, antioxidantes, ácidos fenólicos, lignanos. Es ideal para aquellos que hacen gran cantidad de actividad física.

Queda muy bien en guarniciones, pan, ensaladas y pilafs (arroz tipo hindú).

PASO OCHO: Semillas y nueces sésamo.

Las semillas de sésamo fueron una de las primeras semillas oleaginosas que conoció la humanidad y fueron ampliamente utilizadas en la cocina y en la Medicina Tradicional por sus muchas propiedades nutritivas, preventivas y curativas.

Las semillas de sésamo son una rica fuente de calcio, ácidos grasos, compuestos fenólicos, anti- oxidantes, vitaminas y fibra dietética.

Las pequeñas semillas de sésamo tienen un agra- dable sabor a nuez y un alto contenido en aceite, aceite muy apreciado ya que tarda mucho tiempo en ponerse rancio.

Propiedades

• Aconsejable durante el embarazo y la meno- pausia por su gran aporte en calcio.

• Colabora a la mejoría ante la rigidez de las articulaciones.

• Las semillas de sésamo se recomiendan en periodos de debilidad o anemia por su contenido en hierro.

• Previene la infertilidad masculina por su aporte en zinc.

• En la medicina china es utilizado para lubricar el corazón, el hígado, los riñones, el páncreas y los pulmones.

• Su aporte en lecitina ayuda a reducir y controlar los niveles de colesterol.

• Las semillas de sésamo están muy equilibradas a nivel de sodio y potasio, con lo cual nos ayudan a tener un buen equilibrio hídrico.

• Son una buena fuente de proteínas de buena calidad.

• Ayudan a mantener una buena salud ósea.

• Restauración de los patrones normales del sueño en las mujeres que están experimentando sín- tomas desagradables asociados con la menopausia

ALMENDRAS

Las almendras son una fuente natural de energía y salud que contiene alrededor de 160 calorías por porción; de los cuales 6 gramos son de proteínas, 6 gramos son de carbohidratos y 14 gramos son de grasa, ¡pero la mayoría son de grasas buenas!

Es precisamente el por ciento de grasas mono- saturadas lo que las convierte en un arma muy efectiva para prevenir las enfermedades cardio-vasculares.

Aunque el contenido de proteínas, grasas, carbo- hidratos y fibra entre las almendras y otras nueces es casi idéntico, el secreto de las almendras radica en que son una de las principales fuentes de vitamina

- Además, de que proveen más calcio, magnesio, riboflavinas y niacina que otras nueces.

Propiedades

Las almendras poseen un elevado contenido en ácidos grasos monoinsaturados (ácido oleico)
Contienen cantidades significativas de vitamina E (24 mg.)
Son muy energéticas y una buena fuente de fibra.
Las almendras son una de las fuentes no animales más ricas en Calcio.
Ayudan a disminuir el Colesterol.

LINAZA

La linaza no es otra cosa que las semillas de lino, es decir un cereal, que puede ser de mucha utilidad a la hora de realizar una dieta para adelgazar. Las semillas de lino están compuestas por ácidos grasos como el omega 3, que es sumamente benefi- cioso para nuestro organismo. Esta puede ser una muy buena opción para incorporar en una sola semilla, ácidos grasos beneficiosos y una alta cantidad de fibra.

Beneficios de la linaza para bajar de peso:

- **Saciante:** Por su alto contenido en fibra, y por absorber mucha agua, rápidamente dan la sensación de plenitud. Por lo tanto en mucho volumen hay pocas calorías.
- **Diurético:** Los ácidos grasos que están for- mando la linaza ayudan a los riñones a excretar el exceso de líquidos y toxinas, a través de la orina.
- **Depurativa:** Por su alto contenido en fibra logra, a nivel intestinal, arrastrar todos los residuos que el organismo no necesita, ayudando también a evitar la constipación.

CHIA - OMEGA 3.

En tiempos precolombinos los aztecas ya conocían las propiedades de las semillas de Chía, o al menos las consumían en sus comidas y eran utilizadas a modo de tributo para los gobernantes. Llamada Salvia hispánica, la planta es conocida popularmente como Chía, y hace unos años viene siendo foco de atención por sus beneficios nutricionales. Hoy los repasamos, y te contamos cómo consumir semillas de Chía.

Los beneficios de las semillas de Chía se deben sobre todo a su composición nutricional. Esta planta es una muy rica fuente de proteínas, y en ella destaca la presencia de un agente muy saludable para nues- tro organismo, los ácidos omega 3, que además de estar presentes en otras fuentes nutricionales, la Salvia hispánica constituye un magnífico recurso para obtener sus beneficios.

Estas semillas son pequeñas y ovaladas, de co- lores negro, gris, blanco y marrón. Una semilla de Chía contiene 20% de proteínas, 34% de aceites,

25% de fibra y un contenido muy interesante de antioxidantes, vitaminas y minerales.

Las semillas de Chía poseen vitamina A, Niacina (un tipo de vitamina B, fósforo, potasio, magnesio, calcio y zinc). Todos estos componentes vuelven de esta planta y sus semillas un excelente recurso nutricional que debe ser tenido en cuenta en la dieta diaria.

Actualmente la Salvia hispánica se consume en numerosos países, al punto de que Australia es el mayor productor de las mismas. Para consumir se- millas de Chía basta con comerlas crudas, y quedan muy bien en tortas.

·   **COMBINACIONES DE ALIMENTOS**

La verdad, les confieso, siempre mezclé todo con todo, pero hace un año más o menos, aprendí que el aparato digestivo «reconoce» los alimentos cuando no están demasiado mezclados entre sí y forma los jugos digestivos adecuados a cada uno de ellos.

Las enzimas o sustancias que actúan en la di- gestión de los nutrientes son diferentes para las frutas o las verduras, los cereales o los frutos secos, los lácteos o las legumbres, la verdad ni se me hubiera ocurrido pensarlo.

Pero basta con que observemos a los animales y veremos que llevan una alimentación sencilla y no mezclan "varios platos" en la misma comida. Una comida sencilla, es mucho más fácil de digerir y asimilar que otra con muchas mezclas.

Las transformaciones que sufren los alimentos en el estómago e intestino, durante la digestión, son producidas por un grupo de sustancias o agentes químicos llamados enzimas que van en los jugos digestivos. Estas sustancias solo actúan en condicio- nes favorables. Si las condiciones cambian no actúan bien y surge la fermentación y putrefacción de los nutrientes, y posterior intoxicación del organismo.

Cada una de las enzimas que intervienen en la

digestión tiene su efecto sobre una clase de alimen- tos. Unas digieren los almidones, otras las proteínas y unas terceras las grasas.

Nuestro aparato digestivo forma siempre las enzimas adecuadas para la digestión del alimento, cuando comemos pan, el jugo digestivo formado es el adecuado para el pan, y cuando comemos queso, el aparato digestivo «reconoce» este alimento formando otro jugo digestivo diferente y adecuado a su digestión.

Cuando los mezclamos, especialmente en gran- des cantidades, no hay un buen «reconocimiento» ni una formación adecuada de jugos digestivos, con la consecuente mala digestión, la fermentación y putrefacción de la comida, nos sentimos pesados, cansados y en muchos casos inflados como un glo- bo.

Debemos elegir solo un alimento concentrado en cada comida, y si añadimos otro diferente, siempre en muy pequeñas cantidades.

Si comemos una ensalada y unas verduras aña- dimos unas papas, al otro día pan, arroz o cereales, al siguiente unas pastas o frutos secos o legumbres o huevo.

Consejos a tener en cuenta:

- Comer alimentos crudos (ensaladas y frutas).
- No comer en exceso o sin hambre.
- Eliminar embutidos, conservas, fritos, etc.
- Masticar y salivar bien los alimentos.
- No utilizar condimentos fuertes.

Las combinaciones correctas ayudan a mejorar la digestión de los alimentos.

Combinación Acido con Almidón

Los alimentos más ricos en almidón son: los tu- bérculos, los cereales (trigo, arroz, cebada, centeno, maíz...), las raíces (zanahoria, remolacha, nabo), la castaña y la calabaza.

El almidón de estos alimentos se digiere por una enzima secretada en las glándulas salivares, la ptialina o amilasa salivar. El contacto con cualquier substancia ácida impide la acción de ésta. Los ácidos de los tomates, naranjas, limones, pomelos, manzanas ácidas, piña, son suficientes para impedir una buena acción de la ptialina.

Almidón con Proteínas

Los alimentos ricos en proteínas son digeridos por la pepsina del estómago pero esta reacción solo puede llevarse a cabo en presencia de un medio ácido que es proporcionado por el ácido clorhídrico. Las condiciones de acidez requeridas para la digestión de las proteínas son las que impiden la acción de la saliva sobre los almidones.

Las proteínas requieren un medio ácido para su digestión, mientras que los almidones, por el con- trario, lo necesitan alcalino. Si comemos un alimento proteico (carne, pescado, huevo o queso) con un almidón (los de más difícil digestión son los cereales), provocamos un conflicto para digerir la proteína, y debido a esa acidez la digestión del almidón queda inhibida de forma inmediata. La ptialina no puede actuar y surge la mala digestión.

Ejemplos de esta mala combinación son sobre

todo: pan, arroz o papas con carne o pescado, boca- dillo de queso; pan, galletas y cereales con leche, huevos fritos con pan, carne y pescado en la misma comida.

Almidón con Azúcares

La digestión del almidón comienza normalmente en la boca con la saliva y continúa, sí las condiciones son adecuadas, en el estómago durante algún tiempo. Los azúcares solo se digieren en el intestino delgado. Cuando tomamos azúcares solos, pasan rápidamente del estómago al intestino. Si los tomamos con otros alimentos, permanecen en el estómago por algún tiempo, hasta que se completa la digestión del res- to de los alimentos. Como los azúcares tienden a fermentar muy rápidamente en las condiciones de calor y humedad que existen en el estómago, ese tipo de espera casi garantiza su fermentación.

Grasa con Proteína

Los alimentos como la mantequilla, la nata, los aceites y las salsas con mucha grasa no deberían ser consumidas junto con frutos secos (nueces, avellanas, almendras), quesos, huevos, carne y pescado.

Es bueno saber que las verduras en abundancia, especialmente crudas (ensaladas), contrarrestan los efectos negativos de la grasa.

Proteínas Diferentes

La unión de diferentes alimentos ricos en proteínas en la misma comida dificulta una buena diges-tión. Si en la misma comida introducimos: carne y queso, frutos secos y carne o pescado, huevos y pescado, huevos y leche, carne y pescado, queso y frutos secos, etc, aseguramos una mala digestión.

Al mezclar las proteínas sobrepasamos además con facilidad la necesidad en este elemento del organismo. El exceso de proteínas es perjudicial para el organismo, puede favorecer la obstrucción de los vasos sanguíneos y da lugar a sustancias muy tóxicas.

Otra COMBINACIÓN importante a tener en cuenta es la de no mezclar FRUTA ÁCIDA CON FRUTA MUY DULCE en la misma comida. De lo contrario provocamos una fermentación y mala digestión ya que necesitan una digestión diferente. Por ejemplo higos secos con naranjas.

El MELÓN Y LA SANDÍA son alimentos que necesitan escasa digestión en el estómago y cuando los comemos solos pasan en pocos minutos al intestino. Cuando los ingerimos con otros alimentos son retenidos en el estómago, donde fermentan y dan gases. Cuando comemos melón con jamón, nos sienta mal el jamón y la mezcla, no el melón.

No Comer Postres

Los postres se comen siempre después de las comidas, una vez que se ha comido hasta la saciedad, muy frecuentemente más de lo que uno realmente necesita. Los postres, que consisten normalmente en pasteles, tartas, natillas, helados, frutas dulces, etc., fermentan, forman gases y nos trastornan el estómago.

Aprendí a tomarme el tiempo suficiente para conocer y probar poco a poco las compatibilidades más importantes y mi digestión y la de todos en casa mejoró. Cualquier cambio positivo, por pequeño que éste sea, es un gran paso para nuestra salud.

• ALIMENTOS ÁCIDOS Y ALCALINOS

Los alimentos se clasifican como ácidos o alcalinos de acuerdo al efecto que tienen en nuestro organismo después de la digestión y no de acuerdo al pH que tienen en si mismos. Es por esta razón que el sabor que tienen no es un indicador del pH que generaran en nuestro organismo una vez consumidos.

Muchas veces un alimento de sabor ácido tiene un efecto alcalino, por ejemplo las frutas cítricas; el limón es alcalino porque los minerales que deja en el cuerpo después de la digestión ayudan a eliminar iones de hidrógeno y disminuir la acidez del cuerpo.

Háganle caso a las señales que les da su cuerpo, el mío antes de saber todo esto, disfrutaba tomando jugos de limón con agua (sin azúcar), nuestro organismo es tan sabio que nos crea el deseo de los alimentos que necesita.

Clasificación del pH de algunos alimentos de acuerdo con el efecto que tienen en el organismo.

La siguiente lista no es completa, solamente incluye aquellos alimentos sobre los que la mayoría de los analistas coinciden en calificar como ácidos o alcalinos después de ser digeridos:

Frutas Alcalinizantes:
- Sandía
- Manzanas
- Nectarinas
- Naranjas
- Piña
- Pasas
- Dátiles
- Tomate
- Coco fresco

Vegetales Alcalinizantes:

- Brócoli
- Zanahorias
- Col
- Coliflor
- Cilantro
- Berenjena
- Hongos

Endulzante Alcalinizantes:

1. Stevia

Proteínas Alcalinizantes:

- Huevo (escalfado)
- Queso cottage
- Pechuga de pollo
- Tofu

Otros Alimentos Alcalinizantes:

- Vinagre de cidra de manzana
- Polen de abeja
- Jugo fresco de frutas
- Jugo de vegetales

- Lecitina
- Agua mineral

Sazonadores y especies Alcalinizantes:

- Ají
- Canela
- Curry
- Jengibre
- Mostaza
- Sal de mar
- Todas las hierbas

Frutas Acidificantes:

- Ciruela pasa
- Jugos procesados de frutas

- Arándanos
- Ciruelos

Vegetales y legumbres acidificantes:
- Espinaca cocida
- Papas (sin piel)
- Fríjoles o porotos
- Chocolate

Granos Acidificantes:
- Maíz
- Avena
- Centeno
- Arroz blanco
- Arroz integral

Lácteos Acidificantes
- La mayoría de los quesos de vaca
- Queso de cabra
- Quesos procesados

Nueces Acidificantes:
- Maní
- Mantequilla de maní
- Nueces del Brasil
- Tahini

Proteína animal Acidificante:
- Carne de res
- Carne de cerdo
- Mariscos
- Pavo
- Pollo
- Pescado

Las maravillosas enzimas presentes en los ve- getales y frutas son como pequeñas obreras de una colmena de abejas que dan origen a todas las transformaciones bioquímicas que tienen lugar en nuestro cuerpo, y de las que dependen el buen funcionamiento de todos nuestros órganos desde la punta de nuestro dedo gordo hasta el último de los pelos de nuestra cabeza.

Para que las enzimas funcionen correctamente necesitan un entorno óptimo de pH, o de lo contrario su actividad se verá perturbada o interrumpida total- mente.

Cuando se produce un desequilibrio en el pH, se presentan las enfermedades, el cuerpo ya no puede seguir funcionando de la misma forma que lo hacía cuando estaba sano, pudiendo ocasionar hasta la muerte.

Toda persona que se acidifica, se desmineraliza inevitablemente, ya que el cuerpo debe ceder los

minerales básicos para neutralizar los ácidos. Los problemas más conocidos de osteoporósis.

- **CIEGOS E INMERSOS EN LA SOCIEDAD DE CONSUMO**

Hoy en día no volvimos a hablar de las propiedades de los alimentos.

Ahora comenzamos a hablar de los nutrientes que tienen todos los alimentos procesados que encon- tramos en el mercado.

Esta es la conocida sociedad de consumo, la que nos absorbe, en la que constantemente se nos olvida que no es lo mismo una salsa para pasta hecha en casa con verdaderos tomates orgánicos, que las mezclas preparadas que encontramos en los supermercados, elaboradas con conservantes, almidones modificados, azúcares, sorbatos, ácidos, texturizantes, preservativos, colorantes y si estamos de buenas una pequeñísima cantidad de tomate.

Ahora incluso si entramos a un supermercado notaremos que muchas frutas están brillantes, re- lucientes como cubiertas de una mágica capa que atrae nuestra atención. A algunos productos frescos, ensaladas, carnes y mariscos les aplican sulfitos, a los pepinos encurtidos les agregan ácido benzoico, las carnes de salsamentaría traen nitratos, en fin por donde lo miremos nos están llenando de productos químicos con "atos" (nitratos, sorbatos etc), y "antes" (texturizantes, espesantes, aromatizantes, edulco- rantes, antioxidantes etc).

Ya no se consiguen los alimentos en su forma pura y natural.

Es simple, hagamos esta prueba: si vamos de compras a un supermercado veremos toda clase de carteles que atraerán nuestra atención:
- "cómprame, tengo antioxidantes".

- "soy 0% calorías" (claro quea cambio, contengo un listado enorme de productos químicos).
- "soy 0 % azúcar ".(te entrego delicioso aspartamo como edulcorante).

Y así llegamos felices a nuestras casas, porque nuestra tarde de compras nos proporcionó muchos 0% de algo y nos convencieron con lindos empaques y maravillosas y coloridas etiquetas con personajes de moda o caricaturas.

¿Se han fijado la cantidad de cosas realmente ho- rribles que terminamos comprando para nuestros hijos, pues sus empaques son espectaculares y nos convencieron de hacerlo tras ver un maravilloso comercial de televisión?

A veces es bueno que revisaramos las leyes para una buena nutrición antes de caer en las redes de la sociedad de consumo.

El doctor Bernard Jensen Iridologo quien en la búsqueda de la salud integral a través de la naturaleza, durante el pasado siglo se esforzó por tratar a sus pacientes, con excelentes resultados, escribió varios libros entre los que se encuentran:

"Mi sistema naturista" " Respire otra vez"
"La naturaleza tiene el remedio"

"Ciencia y práctica de la Iridología" "Jugoterapia"
"La limpieza de los tejidos a través del intes- tino"
"Cuerpo radiante".

- **ALGUNAS DE LAS LEYES DE BERNARD JENSEN**

Es interesante tenerlas presentes para usar la nu- trición como medida terapéutica:

"EL ALIMENTO DEBE SER NATURAL, COM-

PLETO, INTEGRAL, PURO Y FRESCO".

- **El alimento debe ser natural**

Nos dice que nuestra alimentación debe estar formada por alimentos naturales, es decir, tal y como la naturaleza nos los dió.

La naturaleza no nos llenó de árboles repletos de hamburguesas, hot dogs o pizzas, tampoco de pastelillos o deliciosos paquetes de papas fritas ger- minando por doquier.

La naturaleza nos ofrece frutas, verduras, horta- lizas y semillas.

Estos deberían ser nuestros principales alimentos, no los elaborados y alterados por nosotros.

"No hay alimento que fabrique el hombre que pueda superar al que Dios ha creado".

Además en la naturaleza no observamos que los animales tengan que cocinar para alimentarse. No lo necesitan para vivir. Sería divertido ver un oso preparándose un salmón en la parrilla.

¿Por qué entonces nosotros sí cocinamos la mayoría de nuestros alimentos?

Cualquier persona con alguna enfermedad debe- ría alejarse lo más posible de la cocina y acercarse a los alimentos crudos o naturales.

- **El alimento debe ser integral**

Los alimentos naturales son integrales, es decir, no están refinados, blanqueados o pelados y, por su- puesto son más nutritivos.

No hace falta por lo tanto pelar una manzana o una pera. Si deseamos beneficiarnos del poder total del los alimentos debemos comerlos de forma integral.

- **El alimento debe ser completo**

Aunque está estrechamente relacionado con lo integral; sin embargo, aquí podemos hacer una ob- servación también muy importante. La naturaleza solo nos ofrece alimentos completos.

Un cereal es integral. Cuanto más completo sea el alimento que comamos más saludable y nutritivo será.

Si además de nuestra alimentación natural, inte- gral, completa añadimos zumos de frutas o verduras o aceites de cultivo biológico de primera prensada es como si estuviéramos dando a nuestro organismo un "abono" especial, o extra, que nos permitirá mante- nernos saludables.

Los jugos tienen una importancia excepcional cuando estamos enfermos. Deberían ser los princi-

pales alimentos que tendríamos que consumir pa- ra permitirnos tomar ciertos nutrientes y lavar o limpiar al organismo de las innumerables toxinas responsables de nuestra enfermedad.

- **El alimento debe ser puro**

Jensen con esto nos quiso enseñar que si desea- mos tener salud debemos evitar todo el arsenal de productos químicos que se añaden a los alimentos: conservantes, espesantes, edulcorantes, pesticidas, etc.

Estos productos químicos sólo se usan para que los alimentos no se dañen y son la causa de enfermedades alérgicas y degenerativas.

- **El alimento debe ser fresco**

Debemos consumir alimentos frescos, vivos, re- cién cosechados, maduros; no recogidos antes de tiempo.

"DEBEMOS COMER CRUDOS POR LOS MENOS EL 60% DE NUESTROS ALIMENTOS".

Nos proporcionan más vitaminas, minerales, enzimas, fibra, porque son alimentos "vivos" que se encuentran en la cima del valor alimenticio.

El Dr. Jensen nos enseña que si deseamos curarnos de una enfermedad con la ayuda de la alimentación como terapia o mantenernos saludables necesitamos comer al menos un 60 % de alimentos crudos.

En efecto, solo los alimentos vivos, crudos, recién cosechados:

- Tienen la máxima capacidad de regenerar moléculas para nuestra propia energía vital, indis- pensable para la curación.
- Nos darán las vitaminas, minerales y enzi- mas en su mejor estado, para ser asimilados o absor- bidos por nuestro organismo de modo que sean aprovechados al 100%.
- No perderán hasta un 85 % en algunos casos de las vitaminas y minerales por haber sido cocinados a temperaturas muy elevadas.

• Nos limpiarán nuestro organismo, mantenién- donos libres de los tóxicos que envenenan nuestro cuerpo.

• Nos proporcionarán la fibra para prevenir un sin fin de enfermedades.

Los brotes o germinados son de los alimentos más completos o nutritivos de los que disponemos. Sus beneficios son:

• Concentración de enzimas, que ayudan a una mejor asimilación y digestión.
• Contenido extra de proteínas descompuestas en aminoácidos de fácil digestión.
• Buena cantidad de clorofila (si las dejamos un día al sol después de estar germinadas).
• Bajas en calorías, pues los hidratos de carbono y grasas se han utilizado durante el brote de la se- milla.
• Fuente abundante de vitaminas A, B, C y E.
• Nos libran de mucosidad pues la fécula se ha convertido en azúcar natural.

DEBEMOS INGERIR SEIS VERDURAS (VEGE- TALES), DOS FRUTAS, UN ALIMIDÓN Y UNA PROTEÍNA, CADA DÍA.

Las verduras contienen mucha fibra y minerales.

Las frutas tienen alto contenido de azúcar natural y vitaminas.

El almidón proporciona energía.

La proteína restaura y reconstruye células. Es una combinación balanceada de alimentos.

En la tercera ley el enfoque es desde el punto de vista de los principales nutrientes que necesitamos: hidratos, proteínas, vitaminas, minerales, grasas, etc.

En la cuarta ley el enfoque es desde el punto de vista de la alcalinidad o acidez de los alimentos.

Sin embargo, si hacemos una simple suma entendemos que 6 vegetales más 2 frutas son 8 (alcalinos); y un almidón más una proteína son 2 (ácidos); es decir, ya tenemos el 80 % alcalino y el 20 % de ácidos.

¿Debemos comer seis verduras?

La sabiduría y la lógica de esta norma son demoledoras. Además de la clara tendencia hacia la alcalinidad para una recuperación de la salud por exceso de acidez. Las verduras son la principal fuente de minerales y fibra.

Los minerales son los componentes inorgánicos de la alimentación y se encuentran en la naturaleza pero sin formar parte de los seres vivos. Gracias a la

transformación que sufren al ser absorbidos por los vegetales, de algo inorgánico, se produce un mineral orgánico y asimilable.

Los minerales tienen una importancia vital en el correcto funcionamiento del organismo. Además de ser los "ladrillos" de los tejidos son necesarios para la síntesis de hormonas y las reacciones químicas en las que intervienen las enzimas. Por poner solo un par de ejemplos: el hierro es esencial para que la hemoglobina pueda realizar sus funciones de oxigenación celular. El zinc forma parte de 300 enzimas; es un potenciador del sistema inmune, interviene en la fertilidad y actúa como antioxidante.

Los minerales los podemos dividir en:

Macroelementos: Calcio, magnesio, potasio, so- dio, cloro, fósforo, azufre y cloro.
Microelementos: Hierro, manganeso, cobalto, cobre, yodo, zinc y flúor.
Oligoelementos: Niquel, cromo, litio, silicio, selenio, molibdeno y muchos otros que también cumplen un papel en el correcto funcionamiento del organismo.

¿Debemos comer dos frutas al día?

La fructosa es el azúcar principal de las frutas. Es un monosacárido y el más simple de los hidratos de carbono. Es el azúcar de más rápida y fácil asimi- lación.

La fructosa es metabolizada rápidamente en el hígado por un sistema enzimático endógeno

mediante la fructokinasa, sin necesidad de insulina. Las vitaminas son necesarias para el buen funcionamiento celular del organismo y actúan a dosis muy bajas; de 1 a 100 microgramos o miligramos al día según el tipo de vitamina. Al no poder ser sintetizadas en términos generales, salvo la vitamina D, debemos incorporarlas a nuestro organismo por medio de la alimentación.

Son necesarias para poder aprovechar los elemen- tos constructivos y energéticos de las proteínas, azúcares y grasas, Tienen una función catalizadora: activan la oxidación de los alimentos, así como las operaciones metabólicas.

Debido a todas estas funciones de las frutas, son una excelente fuente de energía y de sustancias nutritivas indispensables para la salud. Y cómo no, si la fuente es natural será mucho más asimilable que si tomamos las vitaminas aisladas o sintéticas.

¿Cuándo comer las frutas?

El mejor momento para comer las frutas es en el desayuno o entre comidas. También se puede hacer cenas de frutas y bebidas vegetales.

No se deben utilizar de postre pues fermentarían ya que su digestión es mucho más sencilla que la del resto de los alimentos.

¿Debemos tomar un almidón?

El almidón proporciona energía. El glucógeno que nos proporciona el almidón sirve para el mismo propósito que el almidón en las plantas, es decir, almacena combustible en este caso en el hígado y en los músculos.

¿Cuándo comer el almidón?

El mejor momento para comer este almidón puede ser en el desayuno o al mediodía. En el desayuno en forma de muesli, por ejemplo. Al mediodía, después de tomar una buena ensalada y de verduras como segundo plato podemos añadir el almidón (arroz integral, papas, avena, pastas o fideos integrales, pan de centeno o trigo, etc.).

¿Debemos tomar una proteína?

Tomar una proteína al día es fundamental por las siguientes razones:

1.- Las proteínas constituyen el revestimiento exterior de los organismos animales vivos (piel, cuero, cabello.).

2.- Forman, la materia contráctil de los músculos y transforman la energía química en trabajo. No existe materia viva sin proteínas.

3.- Las proteínas aseguran, además, al retener el agua, la presión osmótica que permite la hidratación constante de las células.

¿Cuándo comer la proteína?

En la comida del mediodía o en la cena. Siempre debe ir acompañada de abundante ensalada y ver- duras. No comer la proteína y el almidón en la misma

comida. Entre las proteínas que podemos tomar están: las legumbres, huevo, requesón o queso fresco, frutos secos o semillas de árboles, carnes blancas o pescado (para los no vegetarianos).

DIANA JEAN DONALD LIEBISCH

- **YO PUDE, TÚ PUEDES**
  Apreciaciones finales.

Si cuando enfermamos fuéramos conscientes de por qué ocurre esto, seguramente pondríamos los correctivos para ello de forma inmediata, lo grave es que desconocemos la verdadera relación entre nuestra salud y una buena alimentación.

Mejor aun si antes de enfermar conociéramos a fondo las consecuencias de una mala alimentación o estilo de vida, seguramente habría mucho menos enfermos "sueltos por todos lados", ahorraríamos mucho dinero que no tendríamos que gastar en costosas medicinas o consultas médicas y viviríamos el día a día sintiéndonos plenos, llenos de energía y de salud.

Somos nosotros mismos los que hacemos que nuestro cuerpo se debilite y por consiguiente las enfermedades ganen terreno, somos nosotros los que no nos damos el tiempo y el espacio para encontrar nuestro centro y nuestra paz interior.

Nos volvemos máquinas esclavas del tiempo, del trabajo, de grandes títulos, de grandes nombra- mientos, del dinero y las cosas materiales, nos volve- mos compradores compulsivos y cada vez queremos tener "más" mientras lo que logramos es tener "menos" de nuestra propia salud.

A todos nos pasa que cuando hablamos de salud,

normalmente pensamos en la salud física, sin darnos cuenta que ésta depende 100% de nuestra salud mental. Nuestro cuerpo es el reflejo de lo que acontece en nuestra mente, nuestros pensamientos inciden y condicionan nuestra salud física manifestándose en las enfermedades.

Uno de los elementos más importantes para man- tenernos sanos, es el saber perdonar. El no hacerlo, nos genera una carga que llevamos con nosotros a todos lados y nos corroe por dentro. El perdón es sinónimo de liberación. Ese viaje maravilloso que emprendimos cuando llegamos a este planeta lo vamos limitando y condicionando con odios que no nos permiten "soltar nuestro pasado" y lo que nos ocurre es que no nos permitimos disfrutar y vivir plenamente nuestro presente.

¿De qué nos sirve tanto título cuando enferma-mos?

¿De qué nos sirve alimentarnos de odios, rabias y rencores?

Seguir cultivando el rencor dentro de nosotros mismos obstaculiza nuestro desarrollo y nos conduce a tomar decisiones inapropiadas, hace que nuestro cuerpo libere sustancias químicas asociadas con el estrés, que tienen un efecto muy negativo para nuestra salud.

A pesar de lo anterior, muchos de nosotros insis- timos en

aferrarnos a los agravios y continuar siendo víctimas de quienes nos han herido.

Finalmente aprendí que perdonar no significaba que debía estar de acuerdo con lo pasado, sino más bien significaba dejar de darle importancia a lo suce- dido, perdonar no era darle la razón a quienes nos

habían lastimado, ni excusar el comportamiento de quienes nos habían herido. Simplemente significaba dejar de lado todos aquellos pensamientos negativos que aparecían acerca de alguien o algo que nos causó dolor en un momento de nuestras vidas.

Volviendo a la salud física, me di cuenta que la tendencia "curativa" de la mayoría de los médicos hoy en día, está basada en aplicar toda clase de quí- micos y medicamentos para corregir los daños ya hechos, pero no a buscar la causa y prevenir que éstos sigan ocurriendo.

Como lo dije al principio de este libro, no soy médico, tampoco psicóloga, simplemente trato de plasmar como logré frenar y comenzar a revertir el avance de mi enfermedad, la cual hace unos años parecía ir de jinete en una carrera del Derby.

Tampoco tengo los ojos vendados para no darme cuenta que los médicos y la medicina contemporánea ayudan a las personas y salvan muchísimas vidas.

Son profesionales apasionados con lo que hacen, comprometidos y dedicados como ningún otro (me refiero a la gran mayoría, pues también hay sus ex- cepciones) y no podría más que estar agradecida de tenerlos en este planeta pues nos hacen la vida más fácil y llevadera.

Gracias a ellos y a la medicina contemporánea vivimos más tiempo y más saludables. Pero en el caso específico de mi enfermedad, creo que no han enfocado sus logros a encontrar el motivo que hace que enfermemos y más bien nos hemos vuelto una especie de "enfermos crónicos" que hacemos posible que continúe un negocio muy lucrativo para todos, menos para nosotros.

Son muy pocos, diría contados con los dedos de las manos, los que tratan de prevenir al paciente sobre su estilo de vida. Los juicios que acá emito los hago como paciente, luego de mi largo peregrinaje por muchos médicos, como paciente de Esclerosis Múltiple, en mi caso, desde hace ventiun años, luego de andar de aquí para allá tratando de encontrar res- puestas a mi enfermedad.

¿Por qué lo hago?

Porque quiero aportar mi aprendizaje y humilde experiencia (que en muchas ocasiones ha sido poco pla- centera), para que otras personas puedan encontrar el camino a la verdadera sanación, como lo encontré yo a través de la alimentación a punta de prueba y error.

Tampoco quiero ser "extremista", es decir que una persona "sana" no tiene porque ser tan radical en su alimentación como una persona "enferma", pero si pensar que tiene que darle a su cuerpo un ph alcalino para que continúe con su salud.

Es bueno darse tiempo para pensar y meditar sobre nuestra propia salud.

¿Estamos haciendo algo positivo por mantenerla?

Radicales y extremistas si debemos ser cuando estamos buscando que ocurra un cambio sanador en nuestro organismo.

Se puede, yo pude hacerlo y sé que funciona si estamos comprometidos en hacerlo bien, si so- mos firmes y consecuentes en nuestros cambios, convencidos de lo que estamos haciendo.

Se puede sanar, se puede frenar el deterioro y se

pueden revertir los daños.

Toma tiempo, eso sí, pero SE PUEDE.

En estos años de aprendizaje descubrí que es muy importante eliminar la toxinas, mientras las ten- gamos adentro no se darán los cambios milagrosos que esperamos.

También, es de vital importancia recordar que debemos tener especial cuidado con las proteínas, si no consumimos productos animales, debemos reem- plazarlas a diario por proteínas de origen vegetal, pues las proteínas constituyen nuestro revestimiento exterior, forman, la materia contráctil de los músculos y transforman la energía química en trabajo.

Como dice mi amigo Nestor Palmetti de Espacio Depurativo en Córdoba-Argentina:

¿Por qué cuesta cambiar?

"Siendo tan evidente el perjuicio que nos genera una alimentación no fisiológica, la respuesta es simple: somos adictos no reconocidos".

¿Quieres sanar?

Pon los correctivos para hacerlo, no esperes a la semana entrante, hay muchos casos documentados por internet sobre la importancia de un ph alcalino, recuerda los pasos que yo seguí para frenar mi enfermedad, recuerda también los alimentos que incorporé para regenerar mis células y mielina y por supuesto no olvides el capítulo que habla de cómo se reeduca nuestra mente para que nos acompañe en este proceso de sanación.

"Hay dos formas de ver la vida: una es creer que no existen milagros, la otra es creer que todo es un milagro".

Albert Einstein.

Solo dejamos de vivir la magia en nuestras vidas cuando dejamos de creer en ella.

Nos vemos en el camino de la recuperación.

· AGRADECIMIENTOS

A mis tres hombrecitos por su ayuda infinita día a día para conmigo, como agradecimiento por su espíritu, su alegría, su risa y su solidaridad sin lími- tes. A mi hija Laura, porque soy muy feliz de tenerla a mi lado, de compartir con ella un pedacito de su vida diaria.

A mi amiga Violeta por su constante apoyo, por su amistad incondicional, sincera y oportuna, por su generosidad sin límites, por sus invitaciones, llamados semanales, pero principalmente por su calidad humana y su sencillez como persona. Gracias a ti y a Ernesto, por todo.

A mi amiga y profesora de yoga Jai Gopal, por ser mi guía espiritual, por su soporte inconmensurable, por ayudarme con las ventas de los deshidratados, por el tiempo que compartimos como amigas, por reír siempre con todos mis chistes "flojos", en fin por ser el apoyo que me acompaña siempre.

A mi amiga Bea por su cariño infinito, pues la quiero como a una hermana. Por su coraje y valentía con los que está enfrentando su cáncer, segura de que muy pronto todo esto va a ser parte del pasado.

A todos mis amigos por ser parte de la "luz infinita" que me acompaña en mi aprendizaje por esta vida.

A mi madre con quien disfruto sus largas charlas a diario por Skype, porque estoy agradecida con la vida por tenerla conmigo con buena salud a sus ochenta años.

· **TESTIMONIOS DE SANACION**

• **Lulú Lechuga. ESCLEROSIS MULTIPLE. México.**

Mi historia con Esclerosis Múltiple empieza en 1987. Un día me levanté para llevar a mis hijos pequeños al kinder y me sorprendió el hecho de no poder ver bien. Supuse que era algo temporal y no hice mucho caso. Al poco tiempo se me durmió el brazo, la pierna y perdí fuerza en todo el lado izquierdo, al grado de tener que pedir ayuda para caminar.

El diagnóstico estaba entre 3 o 4 posibles enfermedades. Primero dijeron Esclerosis Múltiple y luego lo cambiaron por una enfermedad de la tiroides llamada "Graves". Eso estuvo bien porque en ese entonces el único medicamento era cortisona de por vida. Me recuperé.

En 1996 una vez más tuve un brote en mi lado izquierdo pero el diagnóstico de la enfermedad de Graves siguió. Me recuperé.

En 2001, todo mi brazo y mano derechos con cero sensibilidad y fuerza, los dos ojos se pusieron mal, hablaba muy lento y salían las palabras equivocadas, las dos piernas perdieron fuerza. Fue hasta entonces que me diagnosticaron Esclerosis Múltiple.

En ese entonces la única persona que yo conocía con EM era una señora que ya estaba totalmente inmóvil. Por supuesto fue difícil no pensar que ese podía ser mi fin. Me recuperé.

Fue en 2004 cuando empecé a tener brotes casi cada 6 meses o menos y cada vez tardaba más en recuperarme. Entre 2004 y 2005 tuve varios brotes seguidos y me quedé casi sin caminar. Mi recorrido

era de la cama al baño y de regreso. Las personas a mi alrededor pensaban que yo ya no iba a caminar. Por supuesto me recuperé y recuperé todo lo que parecía perdido.

Me puse a observar cómo era que recuperaba todo lo que parecía que había perdido y me di cuenta que se le recordaba al cerebro y a mi cuerpo lo que ya sabía hacer se acordaban. Ahora sé que eso se llama "plasticidad cerebral" y que es una reconexión neuronal.

Fue muy bueno saber que me podía recuperar pero ahora la cuestión era ¿Por qué me siguen dando brotes?

Toda las personas, familia, amigos, decían que yo estaba bien porque era positiva. Todos me decían "tú eres fuerte", "tú eres positiva". Por supuesto que si era fuerte y positiva tenía que estar bien. La realidad no era así porque me seguían dando brotes y me estaban quedando secuelas. Una persona "fuerte y positiva" no debería de tener brotes pensé algún día.

Empecé a analizar y observar qué era lo que había sucedido antes de cada brote. Qué evento o situación había ocurrido para que me diera un brote. De algunos no me acordaba pero ví que antes de cada brote se había presentado algún cambio, algún estrés muy fuerte, un enojo o coraje de los que no se dejan ir.

Para todo esto ya estamos entre 2009 y 2010.

Fue cuando empecé a estudiar la correspondencia entre enfermedades y emociones.

Algo más que me hacía falta era ver porqué a veces entre brotes en apariencia no había sucedido nada. Entendí que lo que sucede es que si por una emoción me daba un brote y después seguía sin vivir y trabajar ese brote, era obvio que tardara en recuperarme o que me diera otro brote.

Me empezaron a llegar muchos libros, pláticas y cursos acerca del poder de la mente. Las afirmaciones, decretos, el poder de las palabras, la fuerza de los pensamientos, etc. Y lo empecé a aplicar en mi vida. Los resultados fueron increíblemente maravillosos!! En 2010 se me ocurrió algún día el tema de los medicamentos. ¿Qué son? ¿Realmente nos ayudan? Yo estuve aplicándome interferon beta 1 a, una vez a la semana, tomando medicamentos para controlar espasmos, dormir, etc. La cuestión era que cada determinado tiempo me tenía que estar chequeando el hígado y otros niveles en la sangre, orina, etc. ¿Qué tanto me ayudaban vs. Qué tanto me perjudicaban?

Fue cuando decidí que si me comprometo conmi- go, manejo mis emociones, medito, hago ejercicio, me alimento sanamente, no necesito medicamento.

Dejé todos los medicamentos en 2010 y no he tenido un solo brote. No he tomado ni siquiera una aspirina.

A partir de todo esto diseñé un método para controlar a mi Esclerosis Múltiple y sanar de cual- quier enfermedad. Empecé a usarlo con algunos compañeros, en algunos casos con mucho éxito, otros no tanto (nadie es profeta en su tierra).

Mi hijo al ver todo esto me impulsó a hacerlo por Internet, de ahí nació www.ExitoEsclerosis.com, en donde estoy ayudando a más personas de las que algún día pude haber imaginado y ahora el programa

Guía de la Esclerosis 1.0 que son videos, entrevistas y lo más importante, lo que a mí me ha servido para estar excelentemente bien.

Espero que mi historia sirva para que las personas con Esclerosis Múltiple y con cualquier enfermedad vean que realmente "incurable" quiere decir "curable desde adentro" y que se puede vivir excelentemente bien, que es posible tener la salud perfecta.

Muy feliz día!!

Luz y mucho AMOR!!! Lulú Lechuga

- **Margot Vives. ESCLEROSIS MULTIPLE. Chile**

Mi nombre es Margot Vives. Tengo, o más bien dicho, tenía Esclerosis Múltiple.

A continuación cuento mi historia por si le sirve a alguien que padezca de esta misma enfermedad, o de cualquier otra, pues todas las enfermedades empiezan por la psique y por ahí mismo se va.

A los diez y siete años me operaron de apendi- citis. Por consecuencia de la anestesia me comenzaron a dar ataques de neuralgia al trigémino. Después que se acabaron los ataques de neuralgia, quedé propensa a enfermedades, los médicos no se lo explicaban y nunca encontraron una causa real a mis males. Debido a que fui siempre muy regalona, me permitieron hacer todo lo que quería y dentro de este contexto, entraba una muy mala alimentación, ya que lo único que me gustaba eran chocolates, huevos fritos y plátanos con leche. Todo esto sucedió en Chile.

Me fui a vivir a Alemania, allí comencé a lostreinta y cuatro años con problemas sensitivos. El dedo gordo del pie izquierdo no se sentía, en el transcurso de varios meses fue subiendo esa sensación hasta la cadera, cuando me duchaba me quemaba con agua fría y no sentía el agua caliente. Se fueron multiplicando los síntomas, me hicieron una histerectomía y nuevamente empezaron los ataques de neuralgia al trigémino, éstos duraron tres meses.

Para acortar el cuento, me mandaron de clínicaen clínica, pensando en todo, pero sin encontrar nada. Me pincharon de la cabeza a los pies con agujas

eléctricas, me sacaron líquido de la columna y hasta me dijeron un viernes que creían en un cáncer de la misma, estuve todo el fin de semana con cáncer. Gracias a Dios, el lunes me aclararon que yo no tenía nada de nada.

Muy contenta con tanta salud, pero todavía con muchos dolores y problemas, me fui a mi casa. A finales del año 1987 me propusieron mandarme a la clínica del dolor en Wiesbaden, a lo que me negué aduciendo que no quería que me quitaran síntomas de algo que no sabía lo que era. Nunca perdí la esperanza de que alguien me encontrara lo que tenía.

El año 1990 volví a vivir en Chile. Ya no necesitaba trabajar, me dediqué a aprender tai chi, a caminar y andar en bicicleta. En el año 1992 subí un cerro altísimo del pueblo donde vivo. Ahí empezaron mis verdaderos problemas, tuve la crisis más grande que he tenido, empecé a perder el ojo izquierdo, ya casi no podía caminar, el equilibrio me fallaba, estuve realmente mal.

Hice un curso de Control Mental Silva, reanudé el tai chi, todavía no tenía Internet, por lo que me conseguí libros de USA y Alemania acerca del EM.

¡Ah! Se me olvidaba decir que por fin en una clínica en Santiago me hicieron una resonancia magnética y con mucha pena me comunicaron que tenía Esclerosis Múltiple. Encontraron muy raro que yo me alegrara, pero ¡por fin! sabía contra qué tenía que luchar y como decía, me dediqué a estudiar esta enfermedad.

Me conseguí una dieta, que es la que todavía sigo haciendo, nada de carne, ni roja ni blanca, solo pescado, alimentos integrales, fruta, verduras,

legumbres y mucha agua, como dos litros diarios. Empecé a tomar vitaminas, mucha vit. E, Lecitina de Soja y también comencé con la orinoterapia.

A fines del año 2000 me mantenía bastante bien con todas las terapias naturales, control mental y tai chi, pero desgraciadamente tuve un problema familiar y me vino una crisis fuerte, me internaron en una clínica con cortisona a la vena, remedios orales y de los otros para los dolores. Todos estos magníficos tratamientos me produjeron una úlcera y finalmente un orificio en el intestino. Yo me despertaba todos los días diciendo: mañana voy a estar mejor, pero no fue así, estando en mi casa, cada día comía menos, al final solo me alimentaba con alimentos de astronautas, ya no me podía parar.

Un día amanecí con un ataque de inteligencia y decidí que me tenía que ir a una clínica, ¡gracias a Dios! que me iluminé temporalmente y me llevaron a Santiago muy a tiempo, me quedaba solo un litro de sangre en el cuerpo. De la úlcera sangrante se salió toda la sangre por un orificio en el intestino (provocado por adelgazamiento del mismo, debido a tanta cortisona y medicamentos).

Me cortaron varios centímetros del intestino y finalmente volví a mi casa. Decidí tomar la sartén por el mango y mandar a todos los médicos a freír monos en barril de espárragos. Me compré una carpa y me fui al Valle del Elqui (un lugar esotérico muy especial que hay en Chile), me acompañó una amiga en su carpa, me llevé a mi perrita y estuve viviendo en contacto con la naturaleza durante una semana, ahí llegó mi suerte vestida en un señor que me fue a preguntar qué hacía yo ahí sola y si no tenía miedo,

le dije que no. Me miró muy sorprendido y me dijo: ¿pero qué hace por estos lados? Le expliqué que tenía una enfermedad y que quería sanar en contacto con la naturaleza. Se largó a reír y me dijo: aquí está perdiendo el tiempo, mejor vaya al otro lado del valle y visite al sanador que vive ahí.

Como no creo en las casualidades y sí en las causalidades, levanté carpa y partimos dónde el sanador. Cuál no sería mi sorpresa cuando me enteré que sanaba con abejas. Me dejé pinchar tres días consecutivos y él me dijo que volviera en diez días, a lo que aduje que yo venía de muy lejos y no podía. Me quedé muy pensativa y no sabía qué hacer, nuevamente me vino uno de esos chispazos de inteligencia que guardo para estos casos y decidí comprar abejas y aprender a usarlas.

Al principio me dejé guiar por mi instinto y ubiqué los puntos de picadas por los chakras, después me metí en Internet y tuve ayuda de muchas buenas personas. Como ya sabía, me dediqué a pinchar a otras personas, así aprendí más, pues ayudando a otros uno se ayuda a sí mismo. Me he pinchado en todos los puntos inimaginables, pero aquí estoy, en perfecto estado de salud. Eso sí, sigo con mi dieta, la orinoterapia, tai chi y creo que seguiré pinchándome para la circulación sanguínea, por supuesto que tomo jalea real y propóleos todos los días, uso la miel como edulcorante, no consumo azúcar.

Creo que debo agregar que mi vida es tranquila, no hago lo que no me apetece y estoy en franco desarrollo personal. Doy clases de tai chi, sigo practicando la apiterapia a personas que lo necesitan. Todo esto me mantiene ocupada y feliz.

Me atrevo a decir que le gané a la Esclerosis Múltiple, una es dueña de su cuerpo, no la enfer- medad. Nacimos perfectos, así nos hizo Dios, tene- mos la obligación de mantenernos en este estado. Agradezco el haberlo comprendido a tiempo.

Margot Vives.

- **Cecilia Alem.**
ESCLEROSIS MULTIPLE. Argentina.

Soy la menor y la única mujer de 4 hermanos, fui siempre muy mimada y sobreprotegida por toda mi hermosa familia. Cuando éramos chicos fuimos muy unidos, mis padres nos inculcaron los más lindos principios de amor, respeto y unidad. Mientras iba creciendo esa sobreprotección se enraizó en mí y comencé a percibir sus consecuencias, jamás había tomado una decisión por mí misma, y cada vez que tenía algún problema, la solución estaba al alcance de mi mano, de parte de mi familia. Mi infancia fue muy linda pero esa inseguridad caló en mí e hizo que mi adolescencia sea un poquito melodramática internamente.

Fui siempre una chica muy responsable, estructurada, perfeccionista, conservadora y autoexigente, un hermoso combo funcional para el sistema y la cultura social, no me permitía ningún error, siempre tenía que ser la chica 10 y quería ser el gran orgullo de mis padres. Esa autoexigencia me angustiaba mucho, pero la sentía normal, parte del proceso de la vida. Era deportista, siempre creí ser una chica muy sana, no fumaba, no me gustaba el alcohol, nunca consumí ningún tipo de drogas; pero con la experiencia, más adelante iba a darme cuenta que esos indicadores no eran únicamente los parámetros de una vida saludable, me faltaban los 2 más importantes: la alimentación y las emociones.

A mis 20 años llego mi diagnóstico, estaba en la universidad, todo era incertidumbre, recuerdo que en ese momento no me afectó, ya que imaginaba que

era una patología leve y lo único que me interesaba era seguir con mis estudios y mis actividades. Veía la vida a través de los ojos de los demás, buscaba todo el tiempo aceptación y reconocimiento. Eso me hacía sentir que la vida pasaba por lo que los demás veían de mí, así que debía esforzarme para complacer sus deseos.

Como en esa época era una persona muy estruc- turada y conservadora, la palabra del médico era sagrada para mí (pensaba: "si él había estudiado tantos años, es el único que sabe al respecto y debo acatar sus indicaciones"), mi personalidad encajaba perfectamente en los engranajes del sistema y era funcional al mismo tiempo, por eso no me cuestionaba lo que me estaban haciendo, ni su proceder. Me aplicaron todas las drogas y tratamientos permitidos para la EM, desde Interferon (rebif), Corticoides (metilprednisolona), Copaxone, Inmunoglobulina humana, hasta 2 tipos de quimioterapia (ciclofos- famida y mitoxantrone), todo esto durante un transcurso de 10 años, hasta el día que decidí dejar la medicina convencional.

Un día me encontraba en el consultorio de mi neurólogo y charlando de cómo seguir, porque no veíamos ningún tipo de resultado y cada vez me sentía y me encontraba peor (para ese entonces comencé a usar andador), él me dice "Ceci como sabes la EM es incurable", durante esos 10 años habré escuchado infinidad de veces esa frase, pero esta vez algo pasó dentro mío, porque cuando finalizó la frase pensé "quién es él para decretar eso en mi vida", ese día algo cambió en mí, aunque yo todavía no me percatara de lo que estaba pasando en mi interior.

Algo en mi corazón venía diciéndome que ese no era el camino de mi sanación, que en vez de curarme me estaba intoxicando, pero cómo la Cecilia de entonces iba a tomar semejante decisión, dejar la medicina convencional y tomar las riendas de su vida y la autogestión de su salud para sanar definitivamente.

Y pensé: ¨Si yo soy responsable de mi realidad y protagonista de mi historia, en mí está esa fuerza interior, esa luz divina, que necesito para revertir esta situación, y si para la medicina convencional la cura era imposible entonces debía abandonarla si realmente quería sanarme¨. Y así fue, como un 20 de febrero de 2009 me hice el último ciclo de quimioterapia, sin el consentimiento de mi neurólogo tomé la decisión de dejar el tratamiento, no lo pensé mucho, algo en mí me decía que ese era el camino a seguir. Una frase que había leído resumía mi pensar en ese momento: ¨la enfermedad no es un mal a suprimir sino un beneficio a comprender¨, entonces dependía de mí el descubrir dicha enseñanza.

Así fue como consciente o inconscientemente comenzó mi camino de sanación, cuando uno toma una decisión de estas características es muy señalada y criticada, las primeras sensaciones internas son de no saber para dónde disparar, te sentís sola y con muchos miedos, pero sentís que una fuerza superior te acompaña y guía, y uno internamente percibe que ese es el camino correcto y no hay vuelta atrás. Al mismo tiempo iba tomando conocimiento de casos reales que habían revertido su situación en forma natural, lo cual me confirmaba que iba por buen camino.

Comencé a sentir que la clave para una vida feliz

era seguir mi corazón, con sus aciertos y desaciertos, pero siguiendo este camino sabía que los desaciertos eran solo lecciones que debía aprender para fortalecer mi ser; y para poder encontrar esa paz interior que tanto anhelabadebíasacarme los miedosy estructuras que me habían llevado a ese estado de enfermedad. Pero ¿por dónde empezar? Debía purificar mi alma y mi cuerpo de todas las toxinas emocionales que venía arrastrando y dejar el papel de víctima de lado.

El primer paso que tomé fue aceptarme, aceptar mi cuerpo, mis limitaciones, aceptarme tal cual esta- ba. La mayoría de las personas vivimos con un fuerte sentimiento de lástima, y nos creemos víctimas de la vida por lo que estamos padeciendo, sin darnos cuenta que ese estado de víctima florece gracias a los miedos, inseguridades y porque uno se tiene una profunda lástima hacia sí mismo, y al aceptarse, amarse, respetarse, al hacerse cargo de tu vida (ya que sos el único responsable de la misma) todos esos feos sentimientos y emociones desaparecen. Uno debe cambiar por completo su chip. Cuando me hablaban de que debía aceptarme, yo sentía que si aceptaba la situación, era señal de bajar los brazos, de rendirse, y ahora que lo estoy logrando me di cuenta que estaba muy equivocada, que significaba todo lo contrario, el aceptarse, el asumir tu propia realidad es el primer paso a la libertad y a la paz interior, dejas de engañarte y desaparece todo tipo de negación en tu vida. Cuando uno se ama, se respeta, se acepta, automáticamente toma las riendas de su vida y nada ni nadie puede afectarte, te haces cargo de tu historia y tu realidad, ya que sos el único protagonista y quien crea y puede cambiar dicho estado; nadie puede

hacerlo por vos, solo depende de vos el asumir esta actitud proactiva hacia la vida.

Un día me vino a la mente, que cuando uno cae enfermo automáticamente los médicos te dan una dieta, entonces pensé "la alimentación debe tener un fuerte impacto en nuestro cuerpo y en la recuperación y sanación del mismo", y fue así como despertó en mí la inquietud de saber e investigar sobre la alimentación. Cuando comencé a leer y adentrarme profundamente en los grandes mitos que rodean a la alimentación, supuestamente sana, me llevé grandes sorpresas. Descubrí que muchos alimentos considerados básicos para una alimentación salu- dable (como los lácteos, carnes y gluten), no eran así, sino todo lo contrario, dichos alimentos perjudicaban y enfermaban nuestro cuerpo. Intente buscar profesionales de la alimentación que sigan una línea completamente natural, sin gluten, ni lácteos ni car- nes, pero no me fue tarea fácil.

Durante toda mi vida tuve un profundo amor por los animales, y el comerlos me producía un sabor amargo en mi corazón, encima vivía en un estado de ignorancia respecto de cómo era el organismo del ser humano y qué era lo que realmente debía comer para estar plena y saludable, y por ese motivo seguía ciegamente las pautas sociales y culturales respecto al consumo de carne animal, y todo esto se sumaba, a que cada vez que iba a una nutricionista me decía que era obligatorio el consumo de proteína animal en una dieta; algo me hacia ruido, algo en mí no aceptaba dicha creencia. En ese entonces no conocía ninguna persona vegetariana como para aprender de su filosofía y estilo de vida y así sacarme los miedos

que tanto me embargaban respecto a dejar ciertos alimentos, hasta que me fui de viaje a un hermoso lugar llamado San Marcos Sierras, en enero de 2010, es un pueblo de la provincia de Córdoba, donde la mayoría de las personas son ecologistas y naturistas. Cuando volví de ese hermoso viaje me hice vegetaria- na y comenzó así mi intensa búsqueda por encontrar un estilo de vida completamente saludable, con el que mi corazón resuene y mi conciencia viva en paz. No fue fácil, las culpas internas afloraban y me hacían dudar todo el tiempo, me sentía como que estaba a prueba cada segundo y al no tener respaldo ni apoyo de nadie, solo de mis padres, los miedos llegaban por momentos a paralizarme, pero yo seguía firme con la misma actitud y convicción, porque mi corazón así me lo decía.

Necesité solo decretar mi cambio y soltarlo al Universo para que las señales comiencen a aparecer. Conocí personas maravillosas, hermosos seres de luz, como la autora de este libro, con historias hermosas de amor, luz y sanación; llegaban a mi mail videos con testimonios de personas que habían revertido su enfermedad a través de una adecuada alimentación. Todas señales que me daban fuerzas para seguir adelante y reconfirmaban mi andar.

Cayó en mis manos un hermoso libro llamado "Cuerpo Saludable" de Nestor Palmetti, el cual me atrapó, y cada vez que avanzaba en la lectura, en mi cara se dibujaba una sonrisa y mi corazón resonaba al son de cada idea que iba leyendo. Con este libro aprendí sobre la naturaleza del ser humano y como funciona su organismo, temas que ignoraba por completo en ese momento, y al tomar conocimiento

al respecto mis culpas y miedos se esfumaron inmediatamente. Palmetti dice una hermosa frase "la ignorancia justifica; el saber condena", cuando empezas a adquirir conocimientos sobre temas tan fundamentales para la vida humana no hay marcha atrás y te sentís pleno y en gracia. Buceando por Internet descubrí el veganismo, desconocía este estilo de vida, son las personas que no consumen ningún tipo de carne animal ni derivados, salvaguardando y protegiendo a los animales de la explotación que imparte el ser humano sobre ellos y con un solo objetivo: ganar dinero a costa del sufrimiento de inocentes; justo lo que estaba buscando, me sentía feliz al encontrarlo, pero intuía que algo me faltaba. Y no pasaron muchos días cuando conocí el crudiveganismo, un ser de luz me incorporó, sin yo saberlo, a un grupo de facebook llamado Raw Vegan Spain, un grupo cuyos miembros son increíblemente maravillosos, donde te ayudan, te asesoran y te contienen respecto a este estilo de vida. El crudiveganismo es una filosofía maravillosa de amor, luz, paz y vida, que encuadra perfectamente con mi sentir, no solo la ética, la defensa y protección hacia nuestros hermanos los animales sino también con respecto a la recuperación y optimización de la salud. Hace unos pocos meses inicié mi transición hacia el crudiveganismo y en este corto plazo, me he sentido de mil maravillas, plena, feliz, mi mente y mi corazón están en paz, me siento con más claridad al tomar decisiones, y estoy viviendo y sintiendo grandes avances en mi estado anímico y de salud. El alimentarme de vida y luz hizo que vuelva a mi ser, a mi esencia, a la más pura naturaleza, apreciando

y valorando mi vida y la vida de cada ser vivo que habita este maravilloso Universo. Me siento feliz… llena de vida!

Aprendí que todo lo que uno vive durante su vida son bendiciones y regalos de Dios, hasta lo que uno cree que es malo lleva detrás una enseñanza y una grata sorpresa; aunque suene paradójico, a mi la EM me salvó la vida, me hizo valorar y apreciar las grandes maravillas de la vida y lo que realmente es importante para mi evolución como persona y ser de luz, y cada día le agradezco el haberme abierto los ojos y despertado al amor, la paz interior, al perdón, la gratitud, la sanación, la solidaridad y a la luz. En la vida, todo pasa por algo y llega en el momento justo, así que solo te queda disfrutar y ser feliz, siempre con una hermosa actitud positiva y alegre! Todo lo que vivas es para tu mayor evolución como ser de luz…así que te invito a que tomes las riendas de tu vida y seas el director y principal protagonista, imagina, visualiza, creé y confía en tu luz divina… sácate los miedos… todo lo que pienses, sientas y creas se manifestará en tu vida… así que manos a la obra… que tienes un hermoso camino que recorrer, aquí tienes mi mano si quieres compañía… vamos, arriba !!! Que la vida es maravillosa!!!

cecialem@yahoo.com.ar

19. BIBLIOGRAFIA

- http://saludbio.com/articulo/alimentacion/ nuestros-alimentos-deben-ser%2080-%25- alcalinos-y-20-%25-acidos.
- http://www.bibliotecapleyades.net/ciencia/ chem-trails/chemtrails09.htm
- http://alimentacionynuevaera.jimdo. com/la-alimentaci%C3%B3n-viva/las-leyes-de- curaci%C3%B3n-por-medio-de-los-alimentos-del- dr-bernard-jensen/
- http://www.veoverde.com/2012/06/conoce- las-excelentes-propiedades-de-12-granos-enteros/
- http://de-herbolaria.blogspot.com/2009/05/ lente-jas-para-fortalecer-la-sangre.html
- http://elnuevodespertar.wordpress. com/2011/12/27/cientificos-demuestran-como-el- adn-puede-ser-reprogramado-con-palabras-y- frecuencias/
- http://elpoderdelaspalabras3.wordpress. com/2011/05/08/utiliza-la-meditacion-para- encontrar-respuestas/

- http://www.hogarsano.net/Feng%20Shui/PAG%20FENG%20SHUI.html
- Forgiveness & Inner Healing, por el Padre Robert De-Grandis S.S.J. y Betty Tapscott.

- http://www.salud.es/salud-a-z/cloro
- http://www.sproutpeople.com
- http://germinadosencasa.com
- http://www.germinadores.com
- http://www.enbuenasmanos.com/articulos/
- http://www.deon.com.ar/25medicina_china.html
- http://fguirado.blogspot.com/2005/11/leche-de-vaca-un-veneno.html
- http://www.enbuenasmanos.com/articulos/ muestra.asp?art=833
- http://www.alimentacion-sana.com. ar/Portal%20nuevo/actualizaciones/La%20 combinacion %20alimentos.htm
- http://www.youtube.com/ watch?v=qE28v4tKxQs
- Alimentos que curan.Bernard Jensen.
- http://www.prensandoenfrio.com/51086_es/ Los-aceites-refinados-poco-saludables/
- Healing Multiple Sclerosis. Ann Boroch.
- http://www.rochade.cl/?p=1157
- http://www.relaxslim.com/libro_ metaboforte_chap2_sec13.php?curlang=es
- http://healthlibrary.epnet.com/GetContent.aspx?token=0b21bdaa-d1b7-47ef-8d3c- c6c194a26fe8& chunkiid=126524
- http://www.newmedicine.ca/spanish_overview.php
- http://serexistencialdelalma.ning.com/ group/plantas-medicinalesycurativas/forum/topics/ propiedades-medicinales-de-las-1?commentId=4564 082%3AComment%3A327891&groupId=4564082%3 AGroup%3A27633

- Cómo reparar la vaina de mielina con alimentos- Beth Ortega
- http://www.salud180.com/nutricion-y- ejercicio/dietas/las-mas-populares/sanacion-natural- para-revertir-enfermedades
- Vernetzte Intelligen Grazyna Fosar y Franz Bludorf   Fuente: wakeup-world.com
- http://www.javeriana.edu.co/Facultades/ Ciencias/neurobioquimica/libros/celular/ mitocondria.html
- http://gatitasalvaje.lacoctelera.net/post/2006/04/05/el-poder-psicotronico
- Bruce H Lipton. PhD. The Biology of belief. Unleasing the power of consciousness. Hay House.
- http://www.recetas-saludables.com/algas_ nutritivas_y_curativas.html
- http://www.youtube.com/watch?v=KLjgBLw H3Wc&feature=share&fb_source=message
- http://libros.mysofa.es/libro/sobrevivir_la_ gran_leccion_del_reino_animal
- http://salud.discapnet.es/Castellano/Salud/ Enfermedades/EnfermedadesDiscapacitantes/ LetraM/Miastenia/Paginas/Descripcion.aspx
- http://esclerosismultiplesp.multiply.com/ journal/item/463/463?&show_interstitial=1&u=%2Fj ournal%2Fitem
- SOBREVIVIR: LA GRAN LECCIÓN DEL REINO ANIMAL por Dröscher, Vitus B.EDITORIAL PLANETA 1982.
- http://chriskresser.com/b12-deficiency-a-silent-epidemic-with-serious-consequences
- Isoflavones from red clover improve systemic arterial compliance but not plasma lipids in

menopausal women. J Clin Endocrinol Metab 1999 Oct;84(10):3647.
- Absorption in humans of isoflavones from soy and

red clover is similar. J Nutr 2002 Aug;132(8):2199-201.
- http://www.newmedicine.ca/spanish_overview.php
- Isoflavones from red clover (Promensil) significantly reduce menopause hot flush symptoms compared with placebo. Peter H. M. van de Weijera et al.
- Trifolium pratense (Red Clover) Exhibits Estrogenic Effects In Vivo in Ovariectomized Sprague-Dawley Rats. J. Nutr. 132:27-30, 2002.
- http://www.biomagnetismo.cl/
- http://puertolibros.com/detalle_libro. php? libro=507001
  www.isoflavones.info/es/trebol-rojo.php
- http://buenasiembra.com.ar/salud/fitoterapia/ el-trebol-rojo-740.html
- Bernard Jensen "Jugoterapia"
- http://www.curenaturalicancro.com/es/
- http://wakeup-world.com/2012/05/14/the- health-benefits-of-grounding-earthing/
- http://www.enbuenasmanos.com/articulos/ muestra.asp?art=252
- http://www.alimentacion-sana.com.ar/ informaciones/alimentos/almendras.htm
- http://www.aperderpeso.com/propiedades- de-la-linaza-para-adelgazar/

www.ingramcontent.com/pod-product-compliance
Lightning Source LLC
Chambersburg PA
CBHW020319290526
45785CB00007B/2844